2mins

两分钟教你学会
病痛调理手指操

成向东　主编
北京市鼓楼中医医院康复科　主任医师

中国纺织出版社有限公司

图书在版编目（CIP）数据

两分钟教你学会病痛调理手指操 / 成向东主编. --北京：中国纺织出版社有限公司，2021.2

ISBN 978-7-5180-7286-6

Ⅰ. ①两… Ⅱ. ①成… Ⅲ. ①手指-健身运动 Ⅳ. ①R161.1

中国版本图书馆 CIP 数据核字（2020）第 058632 号

主　　编　成向东

编 委 会　成向东　石艳芳　张　伟　石　沛　赵永利
　　　　　杨　丹　余　梅　熊　珊　李　迪

责任编辑：傅保娣　　责任校对：王蕙莹　　责任印制：王艳丽

中国纺织出版社有限公司出版发行
地址：北京市朝阳区百子湾东里 A407 号楼　邮政编码：100124
销售电话：010 — 67004422　传真：010 — 87155801
http://www.c-textilep.com
中国纺织出版社天猫旗舰店
官方微博 http://weibo.com/2119887771
北京通天印刷有限责任公司印刷　各地新华书店经销
2021 年 2 月第 1 版第 1 次印刷
开本：710×1000　1/16　印张：8
字数：72 千字　定价：45.00 元

前言

PREFACE

手是身体不可分割的重要部分，不管是生活还是工作都离不开“手”，不仅如此，手还与健康有着密切的联系。

《黄帝内经》认为经络可以“行气血，营阴阳，决生死，处百病”，而手是人体经络穴位的集中区，从拇指到小指，手上有六条经络通过，如手太阴肺经、手阙阴心包经、手太阳小肠经等，而且手上还集中了许多重要穴位和身体反射区。因此，有意识地锻炼手指，可以刺激穴位，舒经活络，让全身气血充盈，身体自然充满活力。

本书精选多种手指操，通过锻炼手部经络、反射区，可以唤醒身体自带的各种调理功能。如通过增强脏腑功能手指操，可提高身体抗衰能力；通过日常保健手指操、疾病调理手指操，可远离亚健康，防治常见病。每个手指操动作都配有真人图片指导，清晰、详细，本书还附带二维码视频，易学好用。

有了这本书，您就可以在日常生活和工作间隙中，随时随地做手指操。每天只要花一点点时间，就能收获满满健康。

编者

2020 年 3 月

日常保健
手指操

锻炼手指『不痴呆活百岁』

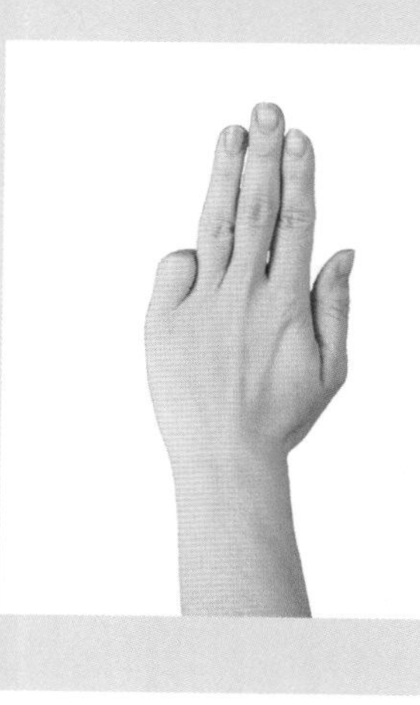

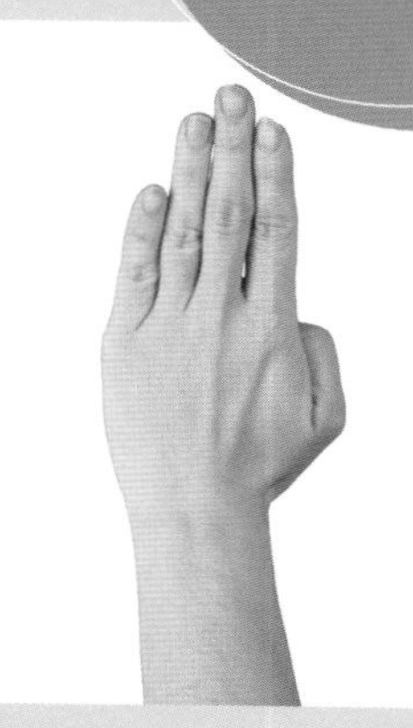

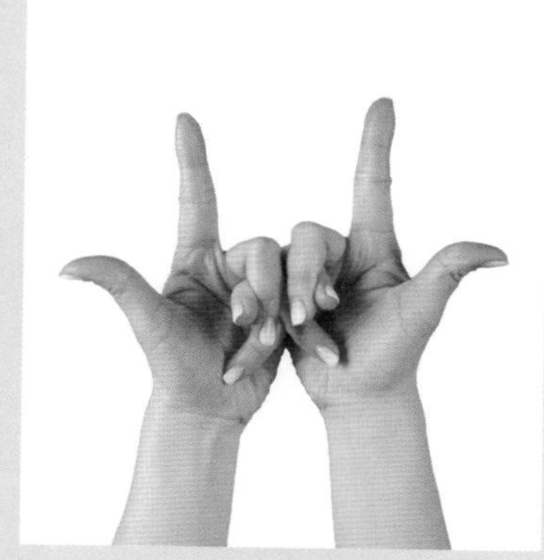

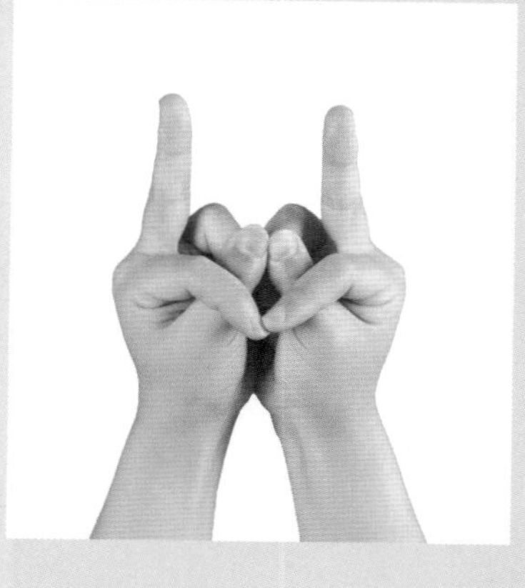

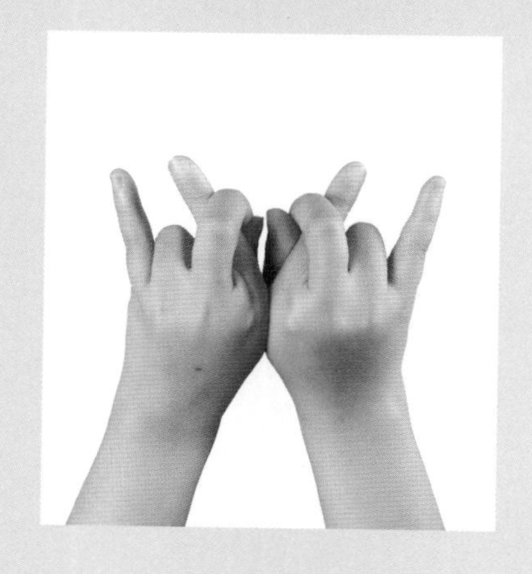

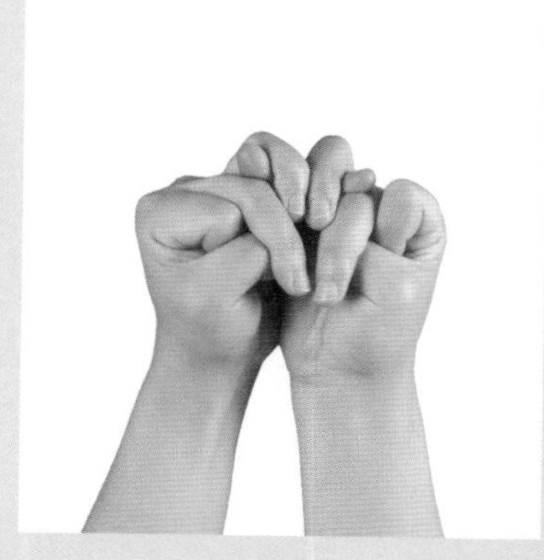

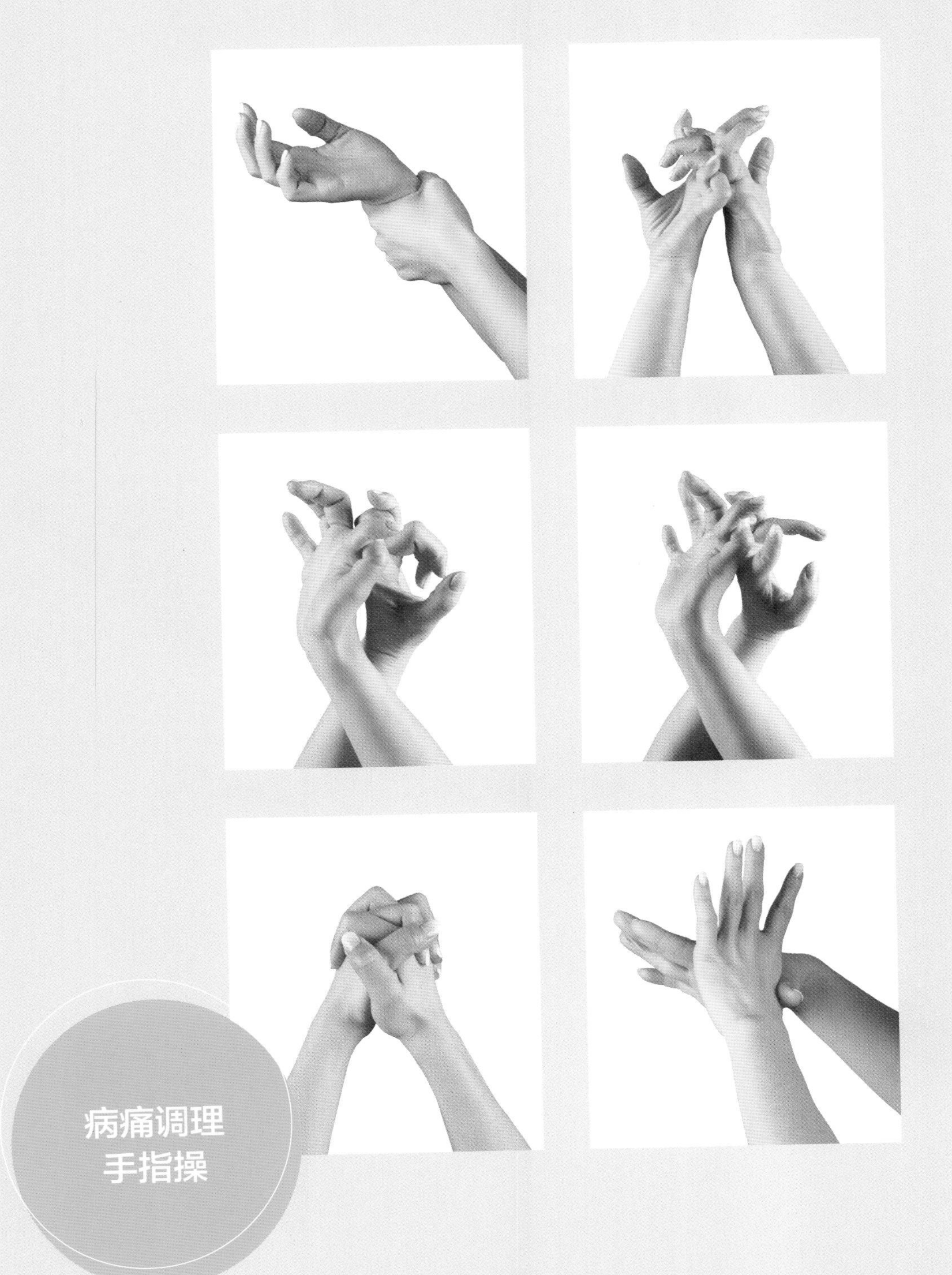

病痛调理
手指操

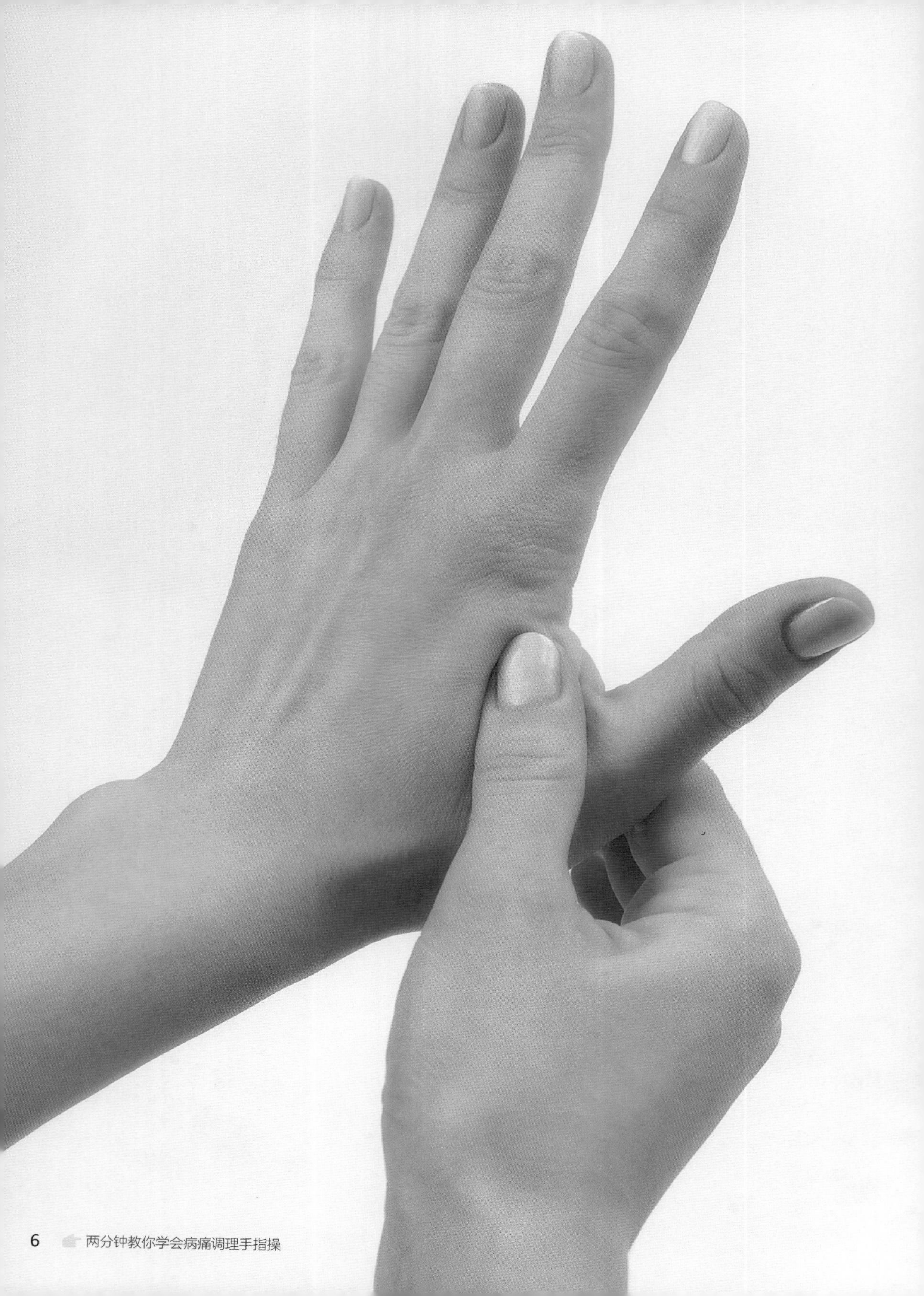

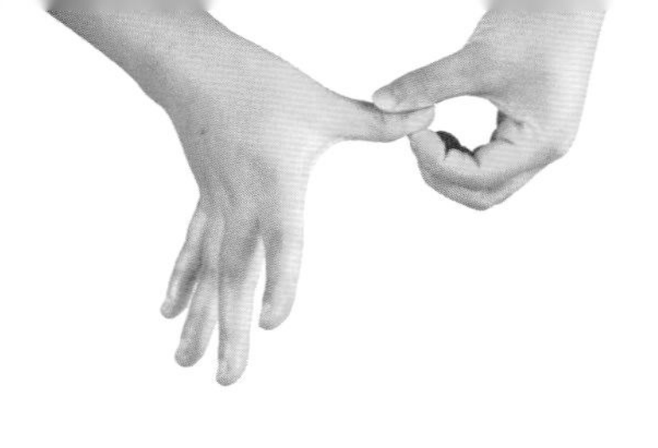

目录
CONTENTS

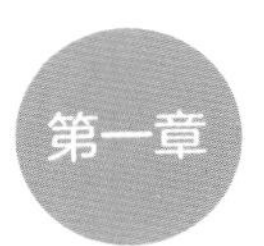

第一章 手是人体的全息缩影 可以反映出身体的健康状况

扫一扫，看视频

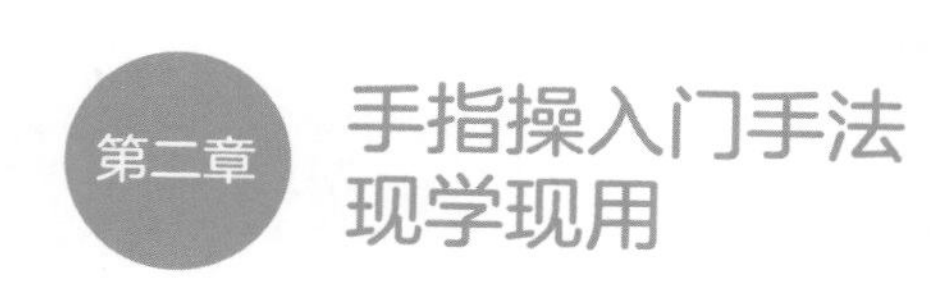
第二章
手指操入门手法
现学现用

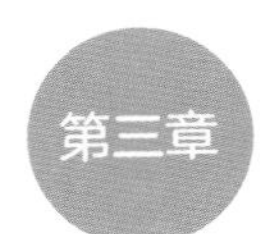

第三章 增强脏腑功能手指操 动动手指提高身体抗衰力

第四章 日常保健手指操 翘翘手指不让亚健康盯上你

第五章 疾病调理手指操 帮助缓解常见慢性病

第六章 勤动手养健康 惠及全家老少

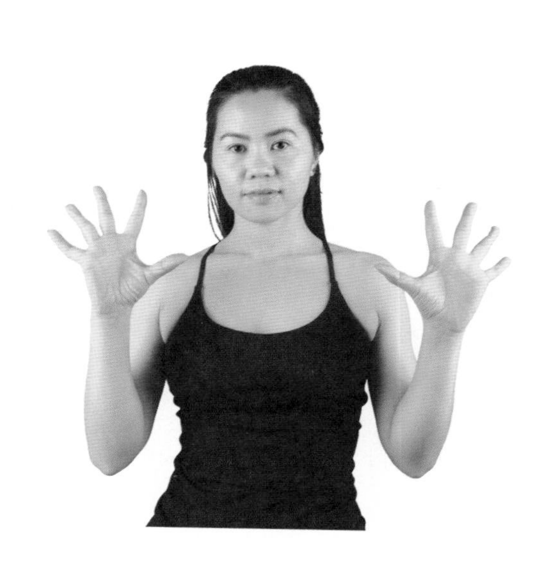

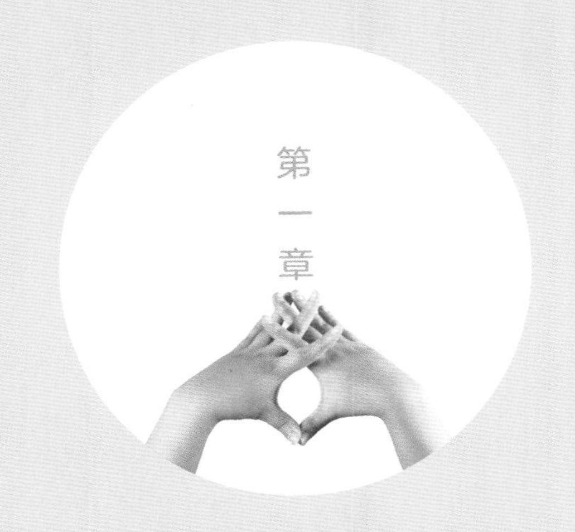

第一章

手是人体的全息缩影
可以反映出身体的健康状况

手是人体健康的“晴雨表”

健康的手呈现出来的状态是：手部肌肤有弹性，红润有光泽；手掌温厚柔润，纹理均匀；五指挺直并拢无缝隙，指节圆润有力，指尖圆秀、饱满；指甲光滑似玻璃，呈现出淡粉色。可以说，手是人体健康的“晴雨表”，通过观察手掌、手指、指甲可以知道身体的健康状况。

观察手掌知健康

- **手掌颜色不均、有红白花斑：**可能有咳嗽、胸闷等呼吸系统疾病。
- **手掌呈青色：**预示着大多有寒证、痛证。如果大鱼际中部出现青色，可能有腹痛、腹泻；如果大鱼际下部出现青色，可能有腰腿痛或风湿。
- **手掌呈红色：**大多出现口臭、咽干、多食善饥等内热证。
- **手掌呈紫色：**大多是瘀血的表现。如果紫色出现在劳宫穴，提示可能有冠心病、动脉粥样硬化、糖尿病等风险。
- **手掌呈黄色：**可能是肝、胆系统出现疾病的前兆。
- **手掌呈咖啡色或黯黑色：**可能是肾病、肿瘤等重病的前兆。

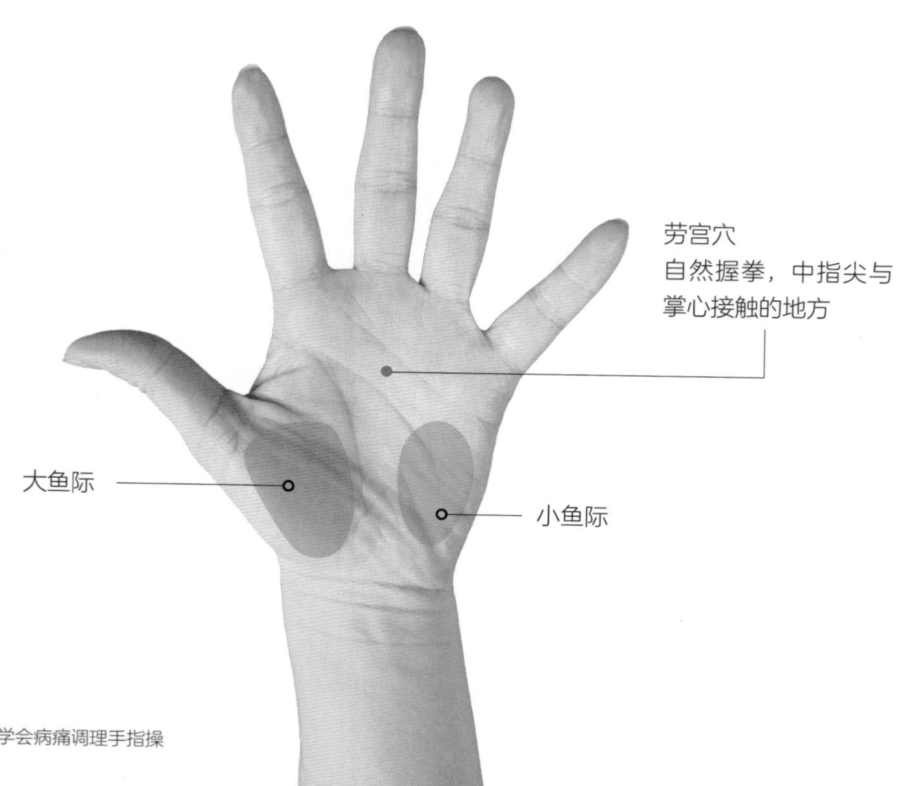

感受手温知健康

有人说“手凉的人有人疼”，其实这只是一个善意的谎言。手凉，说明身体的血液和气息流通不畅，或者是肾脏、膀胱、生殖器等出现异常，精神萎靡、郁郁寡欢的人也可能通过手凉表现出来。

晴朗、阳光会给人生机勃发的感觉，身体充满健康的活力、内心幸福快乐的人一般双手温暖，且有力量。

- **手掌热：**常见失眠多梦，心烦，口干口苦，咽炎，便秘，糖尿病等。
- **手指热：**常见血脂偏高，高血压，易疲劳等。
- **手掌寒：**常见消化不良，便溏，疲倦乏力，贫血，女性多见月经不调、白带过多等。
- **手指寒：**常见心悸（又称心慌），多梦，头脑不清，头晕头痛等。
- **手掌冬天怕冷夏天怕热：**多为血虚。
- **手黏：**多为内分泌失调，特别是糖尿病患者多见。

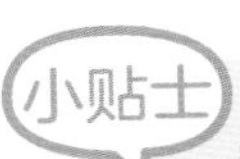

感知手，知五脏

手温暖润泽：五脏调和
手凉：脾肾阳虚
手热：心肾阴虚
手湿：心脾两虚
手干：肺脾两亏

观察指甲知健康

- **指甲有竖纹：**易患神经衰弱，出现很多条竖纹是长期神经衰弱、身体衰老的标志。
- **指甲有横纹：**可能有肠胃疾病如肠胃炎、结肠炎等，或者是缺乏维生素 A、维生素 C、B 族维生素。
- **指甲呈青紫色或有瘀血点：**可能患有冠心病或心绞痛。
- **指甲黯淡无光泽：**可能有结核、慢性肠胃炎等消耗性疾病。
- **指甲偏白：**常见于营养不良或贫血患者。
- **指甲呈黯红色：**可能有心脏病、脑血栓。
- **指甲上有白点：**可能是缺钙的表现，白点数量过多可能是神经衰弱的前兆，或者出现阳痿、早泄症状。
- **指甲上有黄点：**可能患有消化系统疾病。
- **指甲上有黑点：**可能是过度劳累、营养不良，严重者可能是胃下垂、子宫癌的前兆。
- **指甲容易脆裂：**常见于甲状腺功能低下，缺乏维生素 A、B 族维生素，或者是缺铁性贫血。

观察五指形态知健康

气血充盈则五指饱满、顺直、灵活、有力，以拇指和食指最有力，指甲薄厚适中、软硬适度，有粉色光泽，不易折断，指甲根部有白色半月形。这些基本就是健康手指该有的形态，但是不健康的手指却各有各的不同。

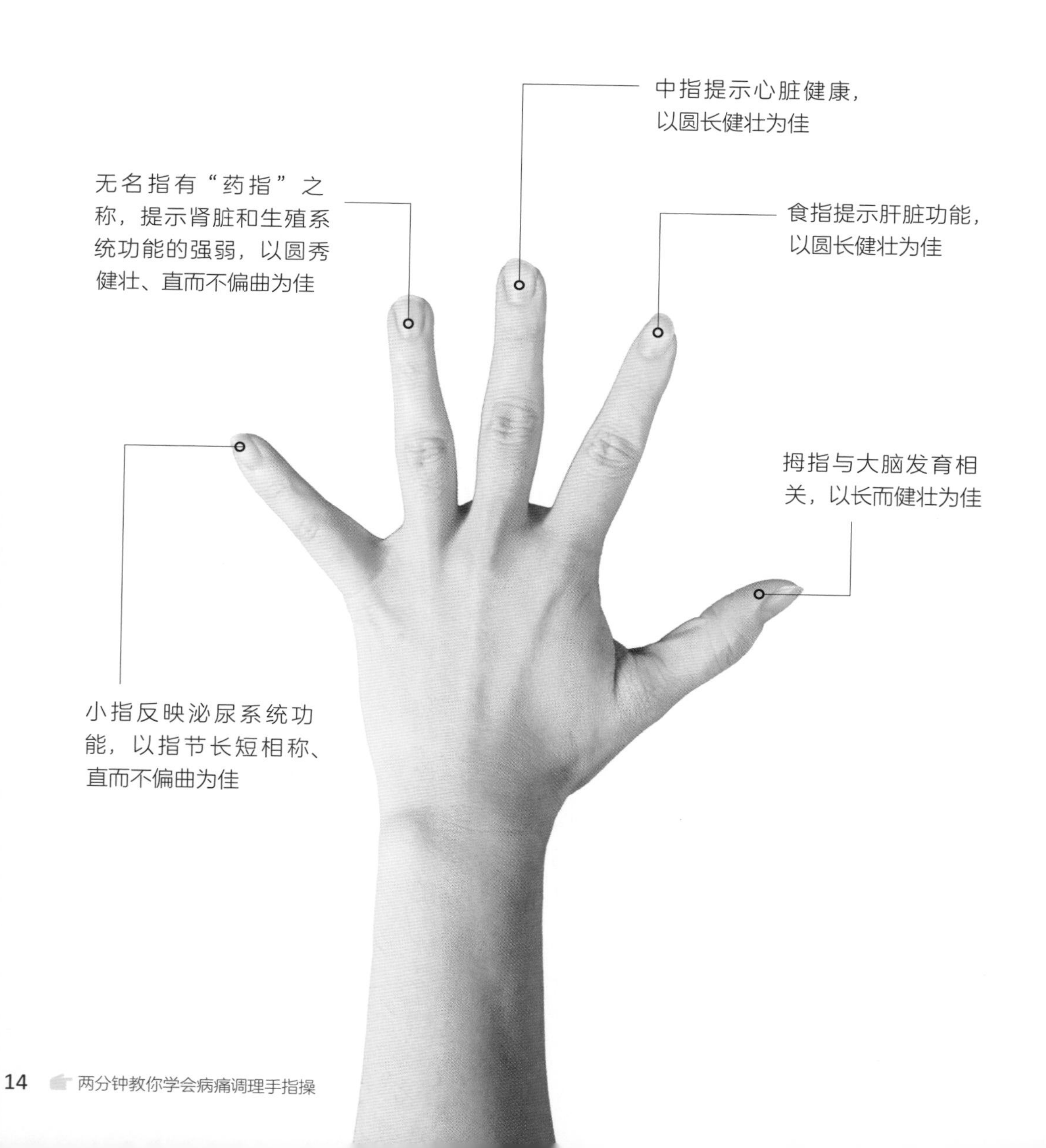

拇指

- **肿胀呈棒槌状：**易患胸部疾病，如支气管扩张、先天性心脏病。
- **薄弱、弯曲：**易患神经衰弱、头痛失眠等病症。
- **第一、第二指指节纹散乱：**易患头部疾病。
- **第一、第二指指节较短，不易弯曲：**易中风、头痛，患心脏疾病。

食指

- **苍白瘦弱、指尖漏缝：**易疲劳、萎靡不振，可能出现消化系统疾病。

中指

- **苍白细弱：**表示心脏功能较差，造血功能欠佳。
- **偏曲、指尖漏缝：**循环系统功能差，影响肠道功能。
- **三个指节不对称，第二指节特别长：**易患骨骼、牙齿方面的疾病。

无名指

- **太短：**表明元气不足、精神不振。
- **过于瘦弱：**表明生殖系统功能较弱。
- **偏曲、漏缝：**表明泌尿系统功能较弱，易出现神经衰弱、头痛、失眠等病症。
- **第一指节过于粗壮：**易患内分泌失调。
- **第二指节过长：**表明钙的吸收功能较差，骨骼、牙齿比较脆弱。

小指

- **短小：**表明肾气不足，生育功能弱，女性常出现月经不调，男性性功能较弱。另外，易患头晕、耳鸣、腰腿酸痛等病症。
- **苍白、细小瘦弱：**易患肠道疾病，多表现为吸收不良、排便不畅。
- **过度弯曲：**女性常见卵巢功能差，易患不孕症；男性易阳痿、早泄，出现性功能障碍。

手是经络穴位的聚集区，沟通全身腑脏

五指端是重要经络起止点

中医认为，人体气血相通、经络相连，身体任何一个部位都可以反映全身信息，而手部腧穴汇通全身经脉，是经络穴位的聚集区。手上聚集了手太阴肺经、手厥阴心包经、手少阴心经、手太阳小肠经、手少阳三焦经、手阳明大肠经6条经络，5个手指末端多为这几条重要经络的起止点。通过练习手指操，刺激这些经络穴位，可以达到防病祛病、强身健体的功效。

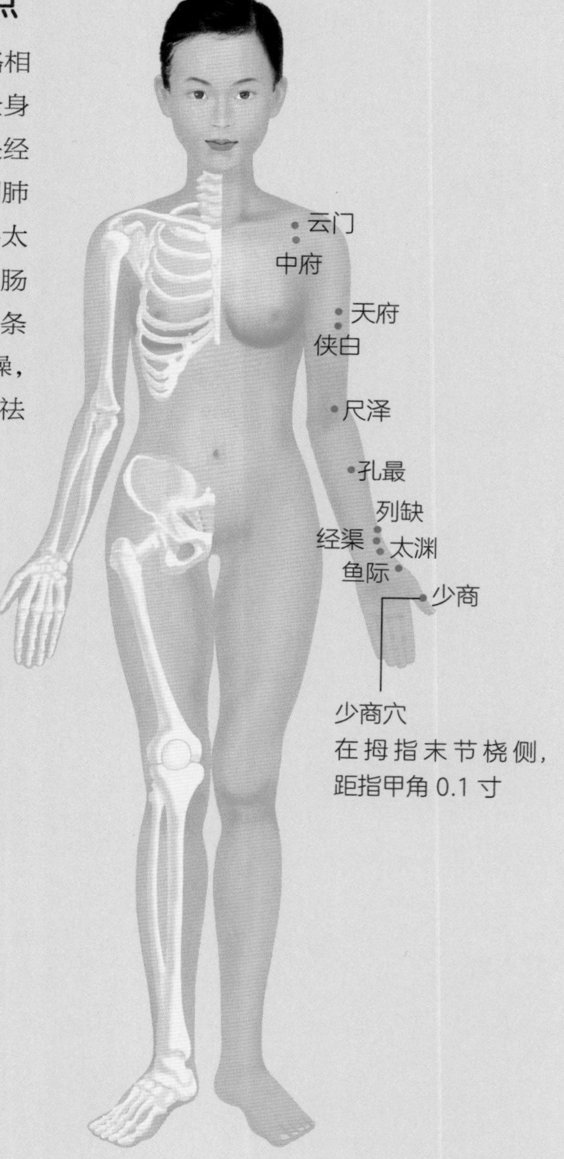

手太阴肺经

本经腧穴可主治呼吸系统和本经脉所经过部位的病症，如咳嗽、喘息、咯血、胸闷胸痛、咽喉肿痛、外感风寒及上肢内侧前缘疼痛等。

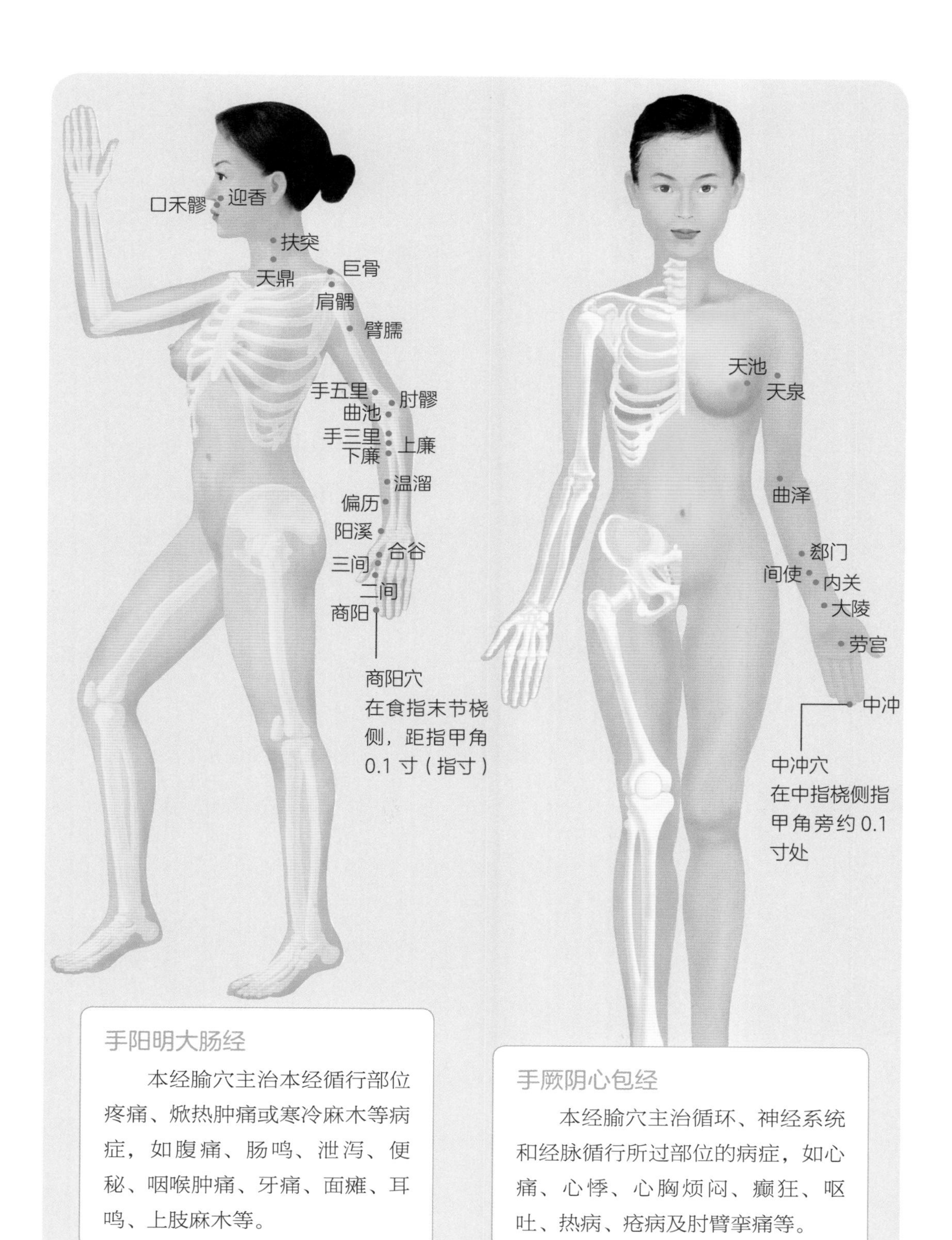

手阳明大肠经

本经腧穴主治本经循行部位疼痛、焮热肿痛或寒冷麻木等病症，如腹痛、肠鸣、泄泻、便秘、咽喉肿痛、牙痛、面瘫、耳鸣、上肢麻木等。

手厥阴心包经

本经腧穴主治循环、神经系统和经脉循行所过部位的病症，如心痛、心悸、心胸烦闷、癫狂、呕吐、热病、疮病及肘臂挛痛等。

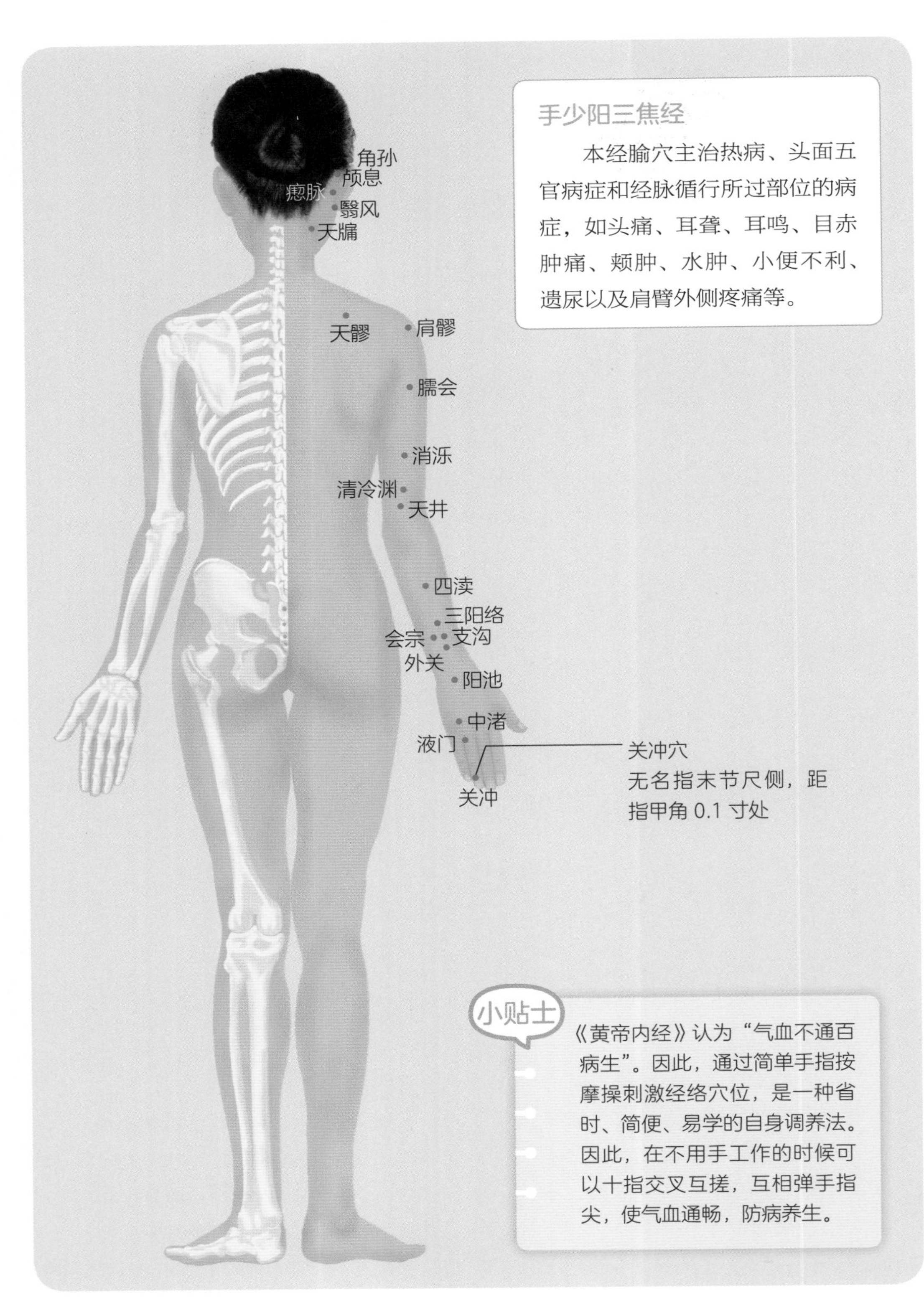

手少阳三焦经

本经腧穴主治热病、头面五官病症和经脉循行所过部位的病症，如头痛、耳聋、耳鸣、目赤肿痛、颊肿、水肿、小便不利、遗尿以及肩臂外侧疼痛等。

小贴士

《黄帝内经》认为“气血不通百病生”。因此，通过简单手指按摩操刺激经络穴位，是一种省时、简便、易学的自身调养法。因此，在不用手工作的时候可以十指交叉互搓，互相弹手指尖，使气血通畅，防病养生。

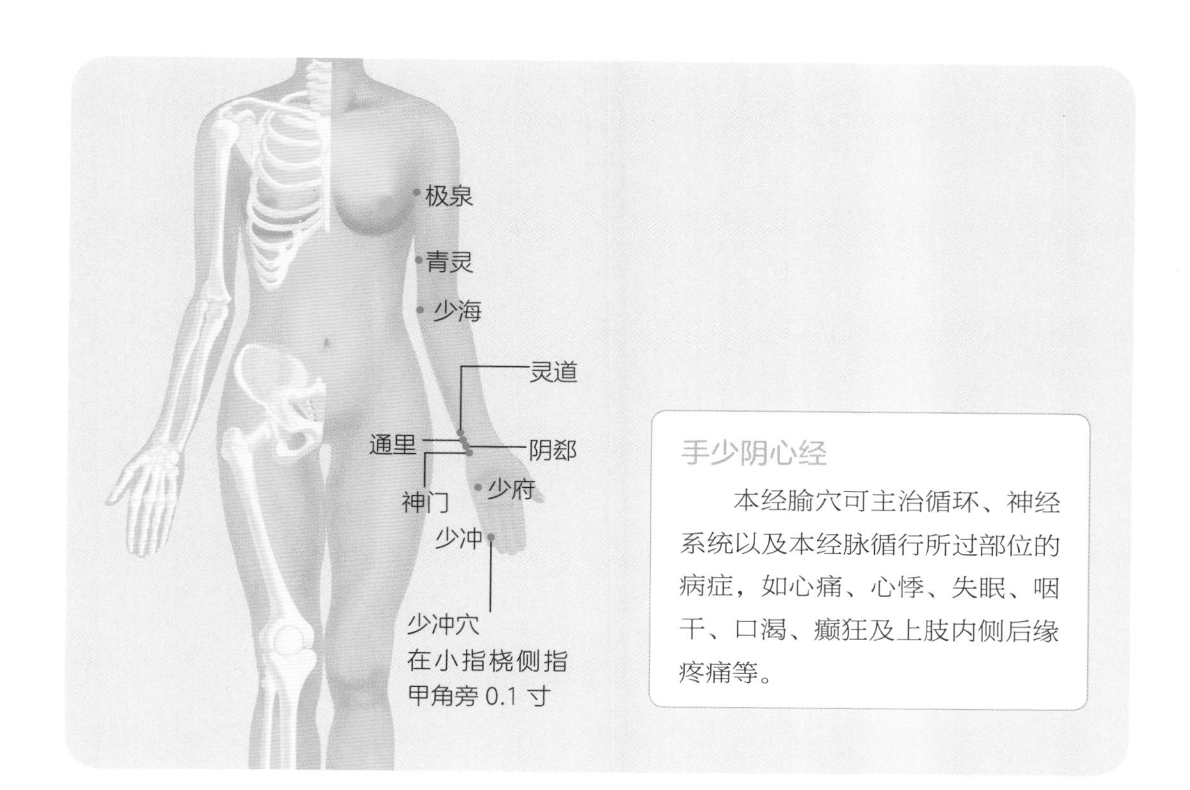

手少阴心经

本经腧穴可主治循环、神经系统以及本经脉循行所过部位的病症，如心痛、心悸、失眠、咽干、口渴、癫狂及上肢内侧后缘疼痛等。

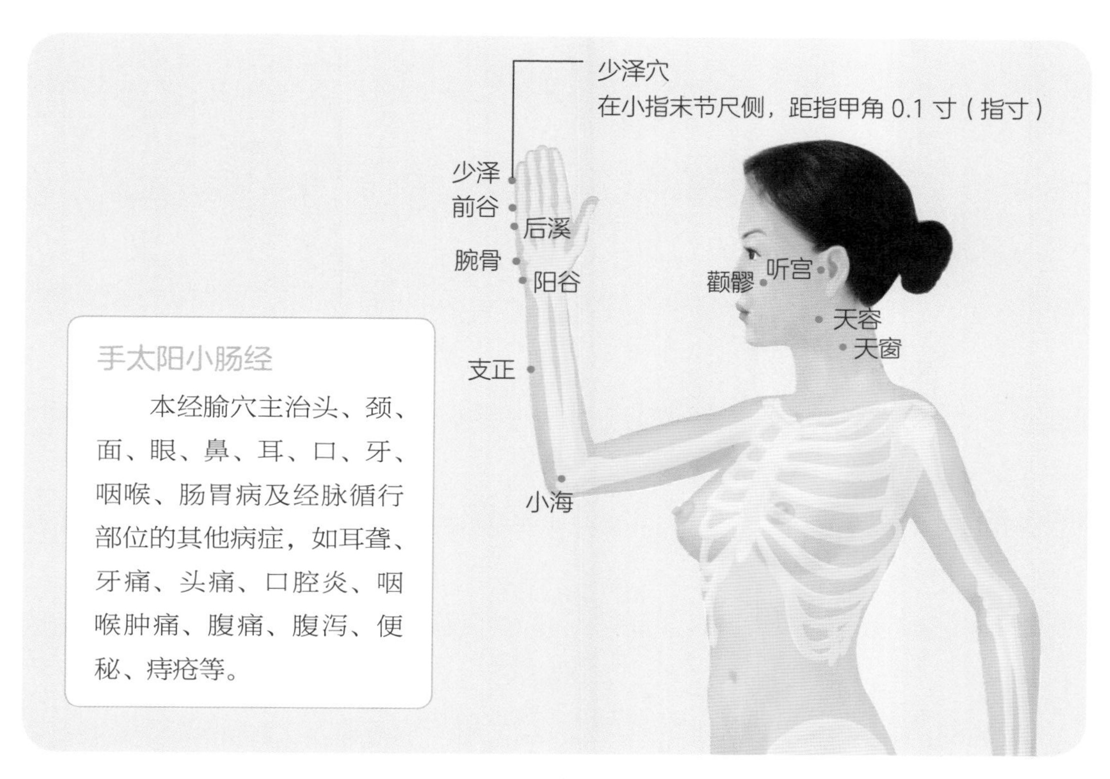

手太阳小肠经

本经腧穴主治头、颈、面、眼、鼻、耳、口、牙、咽喉、肠胃病及经脉循行部位的其他病症，如耳聋、牙痛、头痛、口腔炎、咽喉肿痛、腹痛、腹泻、便秘、痔疮等。

手部 16 个穴位功效速查

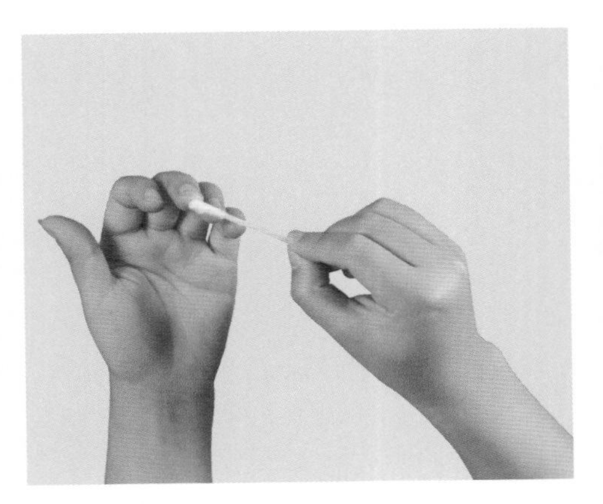

中冲穴

取穴：中指末节尖端中央即该穴位。

适用：清热，开窍，利喉舌。

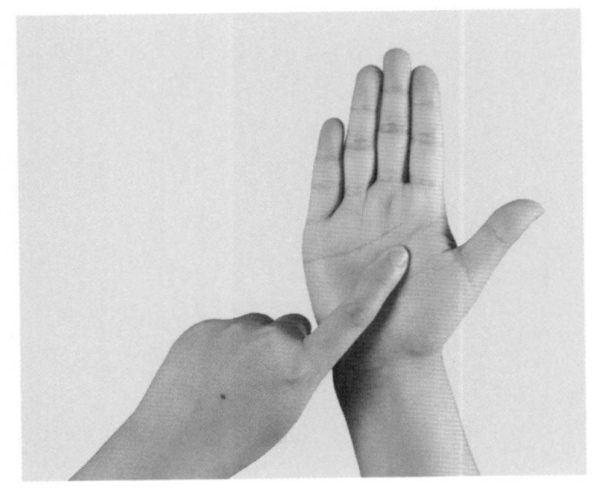

劳宫穴

取穴：屈指握拳，中指指尖处即该穴位。

适用：通调腑气，和胃止痛。

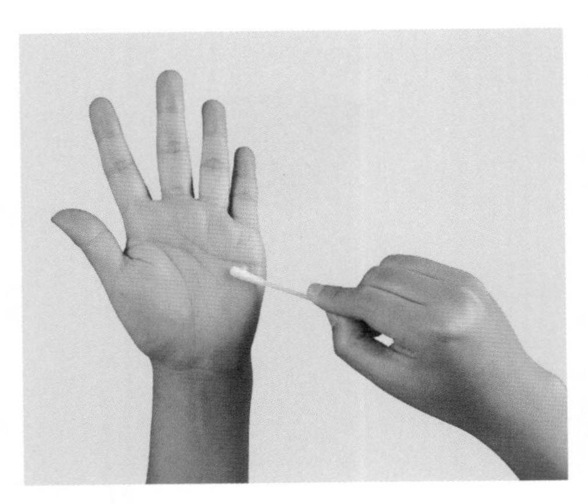

少府穴

取穴：屈指握拳，小指指尖处即该穴位。

适用：心悸，胸痛，发散心火。

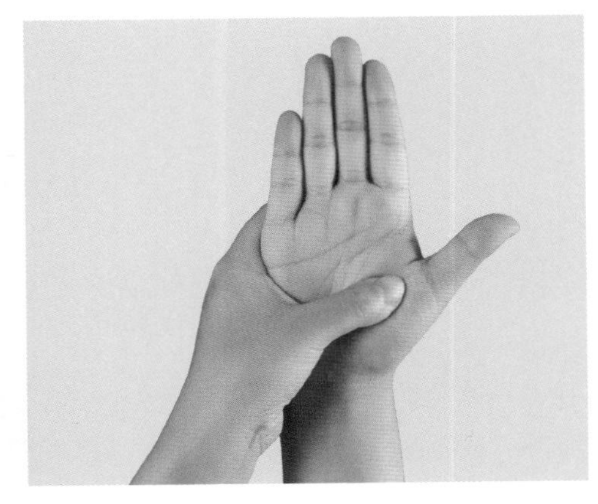

鱼际穴

取穴：第 1 掌骨中点桡侧，赤白肉际处即该穴位。

适用：清宣肺气，清热利咽。

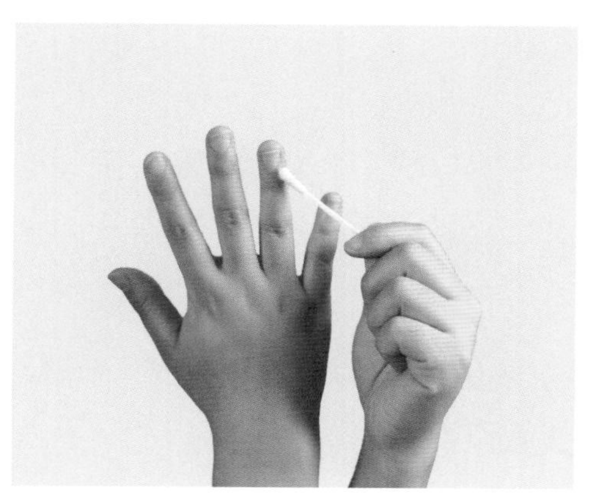

关冲穴

取穴：位于无名指末节尺侧，距指甲角0.1寸即该穴位。

适用：清利喉舌，活血通络。

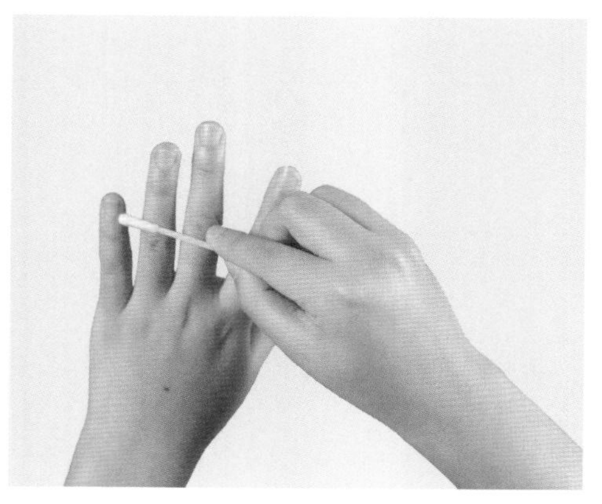

少冲穴

取穴：距离小指指甲角0.1寸，靠近无名指侧即该穴位。

适用：心悸，心痛，热病，提神醒脑。

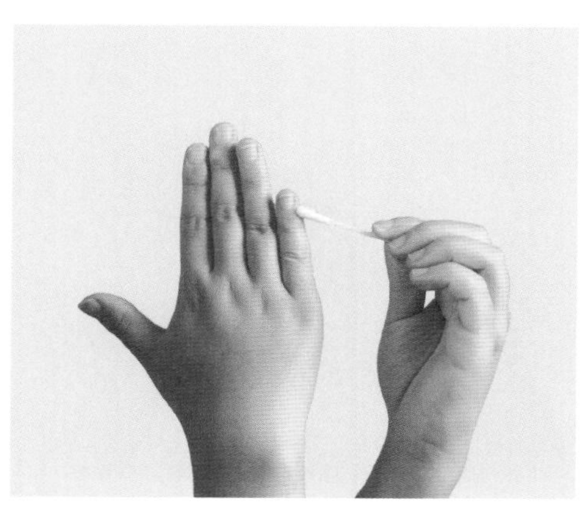

少泽穴

取穴：小指外侧，距指甲角侧上方0.1寸即该穴位。

适用：滋阴补血，生发肺气。

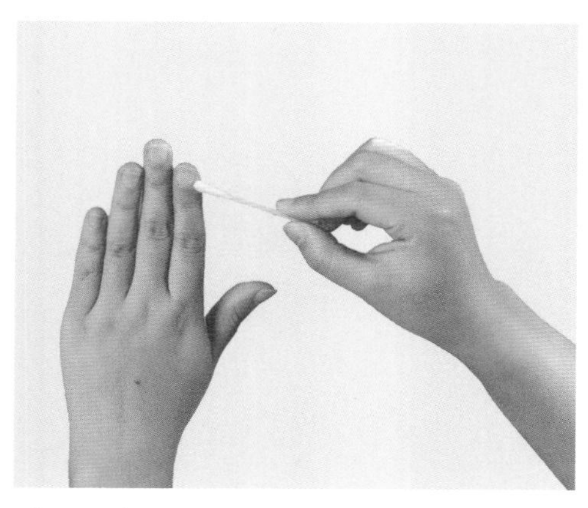

商阳穴

取穴：食指末节桡侧，距指甲根角侧上方0.1寸即该穴位。

适用：咽喉肿痛，热病，牙痛，强精壮阳。

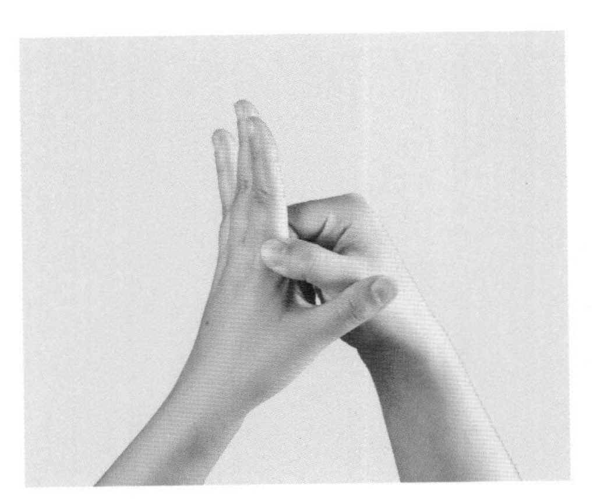

二间穴

取穴： 食指第 2 掌指关节前，桡侧凹陷处即该穴位。

适用： 咽喉肿痛，牙痛，目赤肿痛，鼻出血。

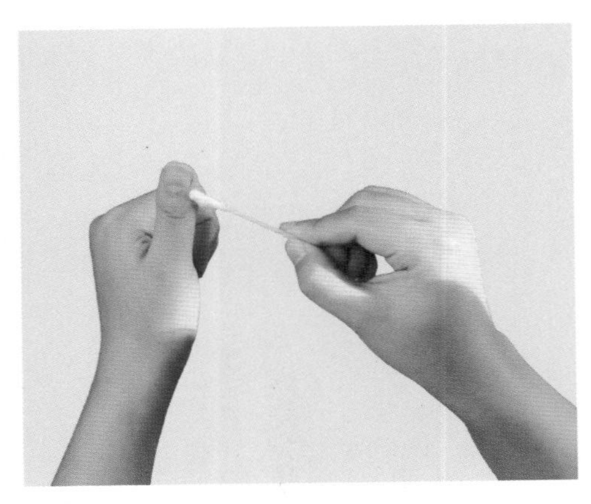

少商穴

取穴： 拇指末节桡侧，指甲根角旁开 0.1 寸即该穴位。

适用： 收缩脑部的血管，活化淤积气血。

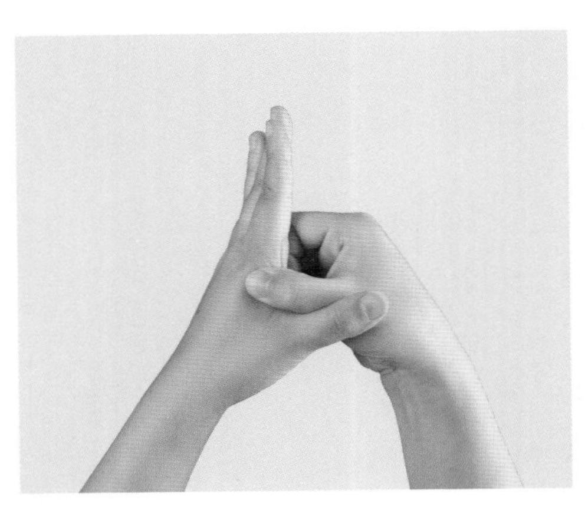

三间穴

取穴： 食指第 2 掌指关节后，桡侧凹陷处即该穴位。

适用： 咽喉肿痛，牙痛，腹胀。

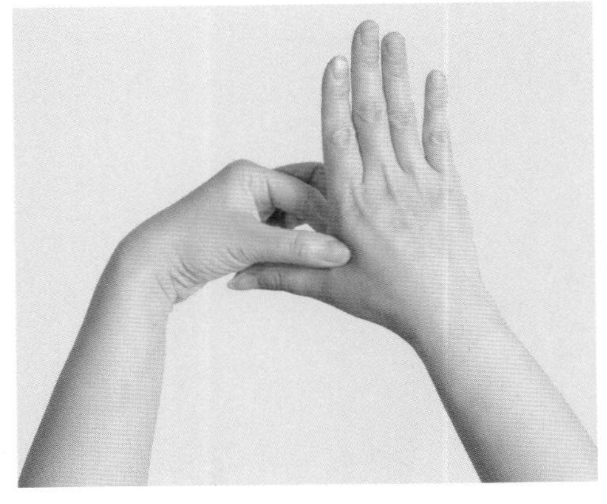

合谷穴

取穴： 以一手的拇指指骨关节横纹，放在另一手拇指、食指之间的指蹼缘上，当拇指尖下即是该穴位。

适用： 镇静止痛，通经活络，清热解表。

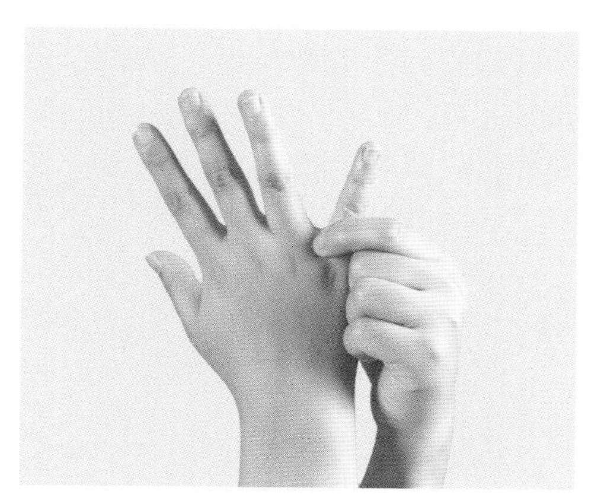

液门穴

取穴： 手背部，在第 4 、第 5 指间，指蹼缘后方赤白肉际处即该穴位。

适用： 清咽利喉，缓解头痛。

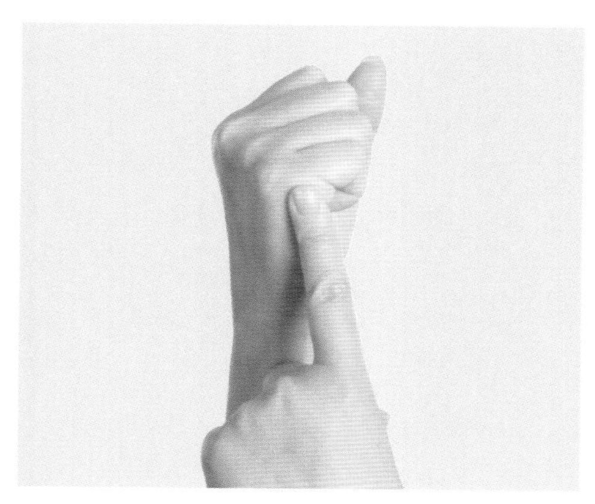

前谷穴

取穴： 小指尺侧，第 5 掌指关节前方，掌指横纹端凹陷处，赤白肉际处即该穴位。

适用： 头痛，耳鸣，目赤，鼻塞，咽痛。

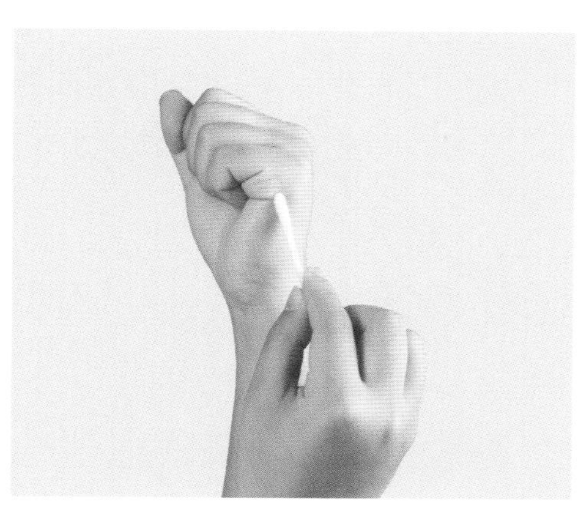

后溪穴

取穴： 微握拳，小指尺侧，第 5 指掌关节后的侧掌横纹头赤白肉际处即该穴位。

适用： 急性腰痛，头项强痛，耳聋，目赤。

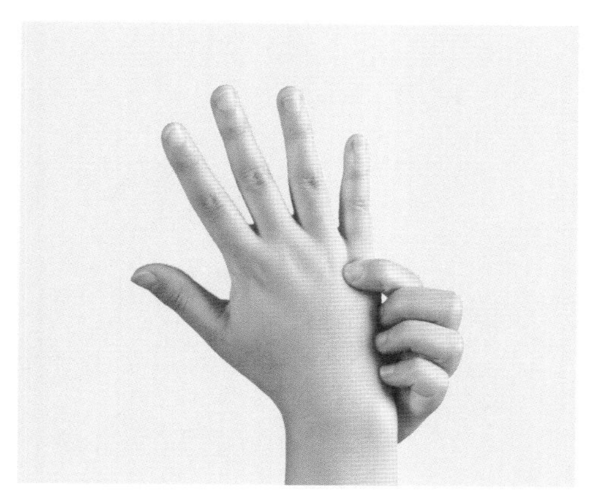

中渚穴

取穴： 手背，第 4、第 5 掌骨小头后缘之间的凹陷中即该穴位。

适用： 头痛头晕，肩背部筋膜炎等劳损性疾病，糖尿病。

手能真实反映出身体状况

20 世纪 80 年代出现的“全息生物学”从另一个侧面为我们揭开手的秘密。就像从一个受精卵发育开始，每个细胞中都带有反映其本身特性的基因一样，身体所有器官在某个特定的部位都有各自的“投影区”，这种“投影区”叫做全息胚。

手有整个人体的信息，是全身的缩影。人体的呼吸系统、消化系统、循环系统、内分泌系统、代谢系统、运动系统、神经系统、生殖系统及五官都能在手上找到相对应的区域。

手部的每个反射区都与相应的器官有相似的生物学特性，器官出现问题在反射区会有所表现，根据反射区的变化能够判断相应器官的病痛。刺激相应的反射区能调整相应组织器官的功能，改善其病理状态，从而起到防病治病、强身健体的功效。

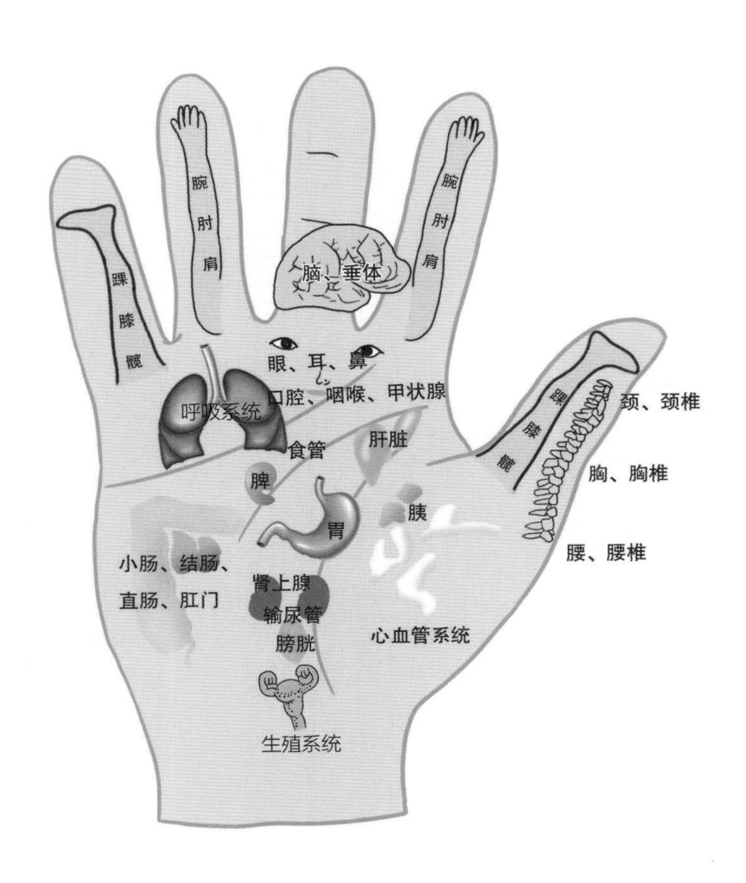

手部反射区和身体各器官相呼应

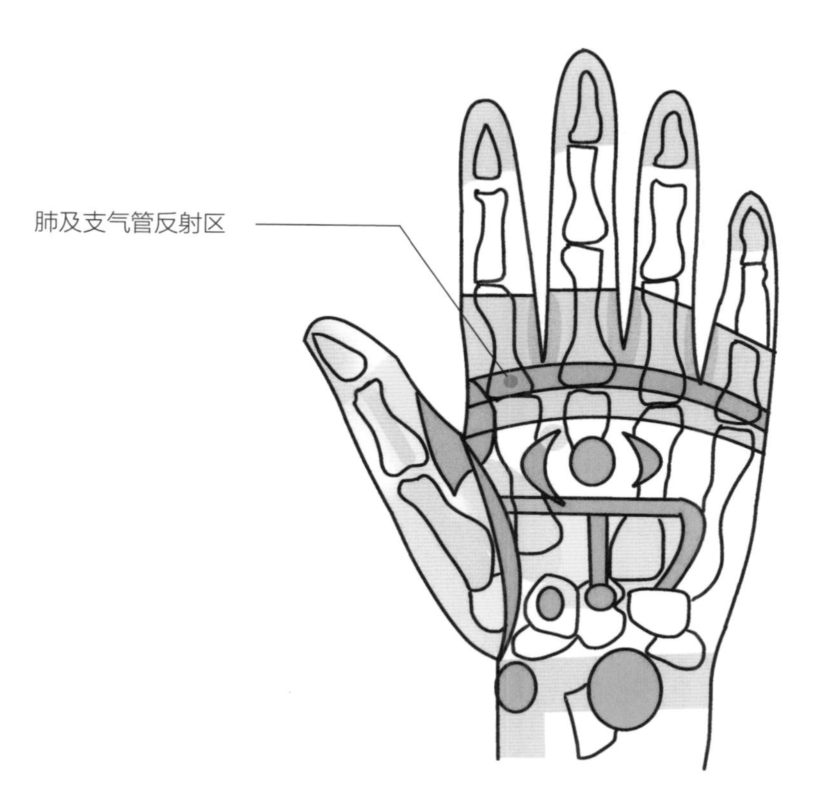

呼吸系统警报

肺及支气管反射区出现较为明显的白色时，说明肺气不足，一方面呼吸失常、胸闷气短；另一方面阳气虚衰，卫外不固，容易出现表虚自汗、少气懒言、疲倦、畏风惧寒等病症。

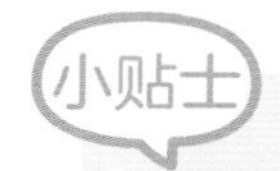

健康快乐的人，手是温暖的

有人说“手凉的人有人疼”，其实这只是一个善意的谎言。手凉，说明身体的血液和气息流通不畅，或者是肾脏、膀胱、生殖器等出现异常，精神萎靡、郁郁寡欢的人也可能通过手凉表现出来。晴朗、阳光会给人生机勃发的感觉，身体充满健康的活力、内心幸福快乐的人一般是双手温暖，且有力量。

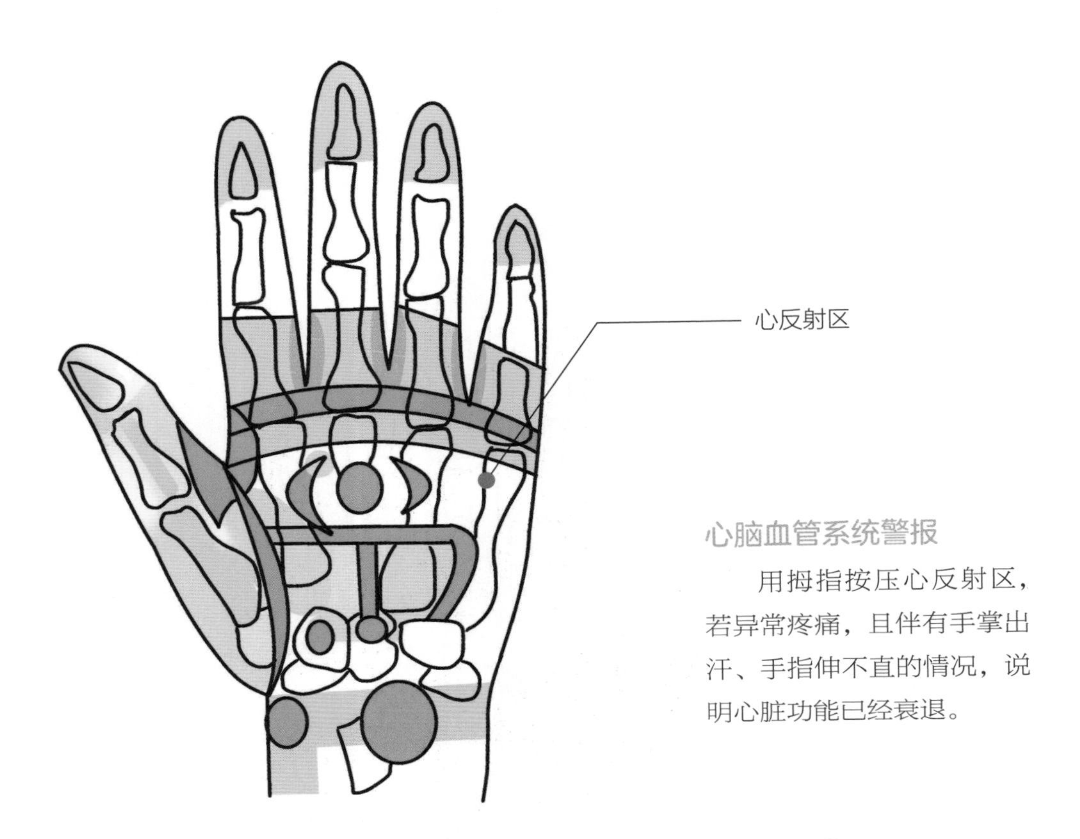

心脑血管系统警报

用拇指按压心反射区，若异常疼痛，且伴有手掌出汗、手指伸不直的情况，说明心脏功能已经衰退。

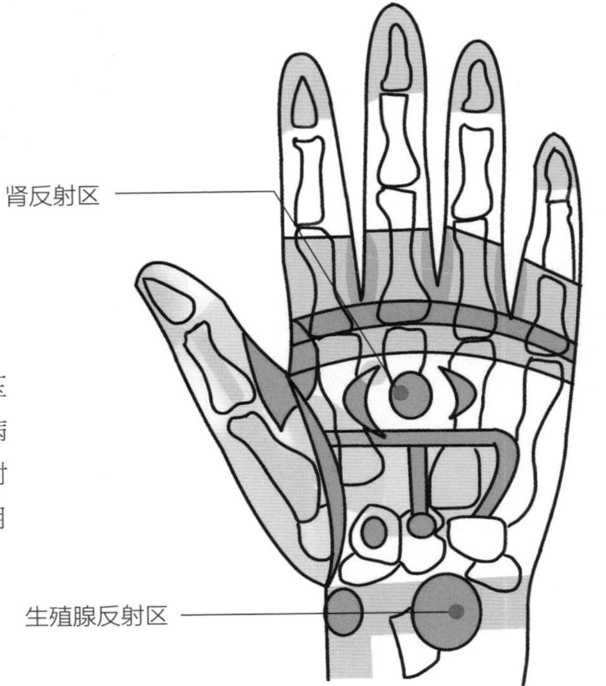

泌尿生殖系统警报

手掌的肾反射区有压痛，提示泌尿生殖系统有病变。女性的手部生殖腺反射区出现青色，常见痛经、月经不调等问题。

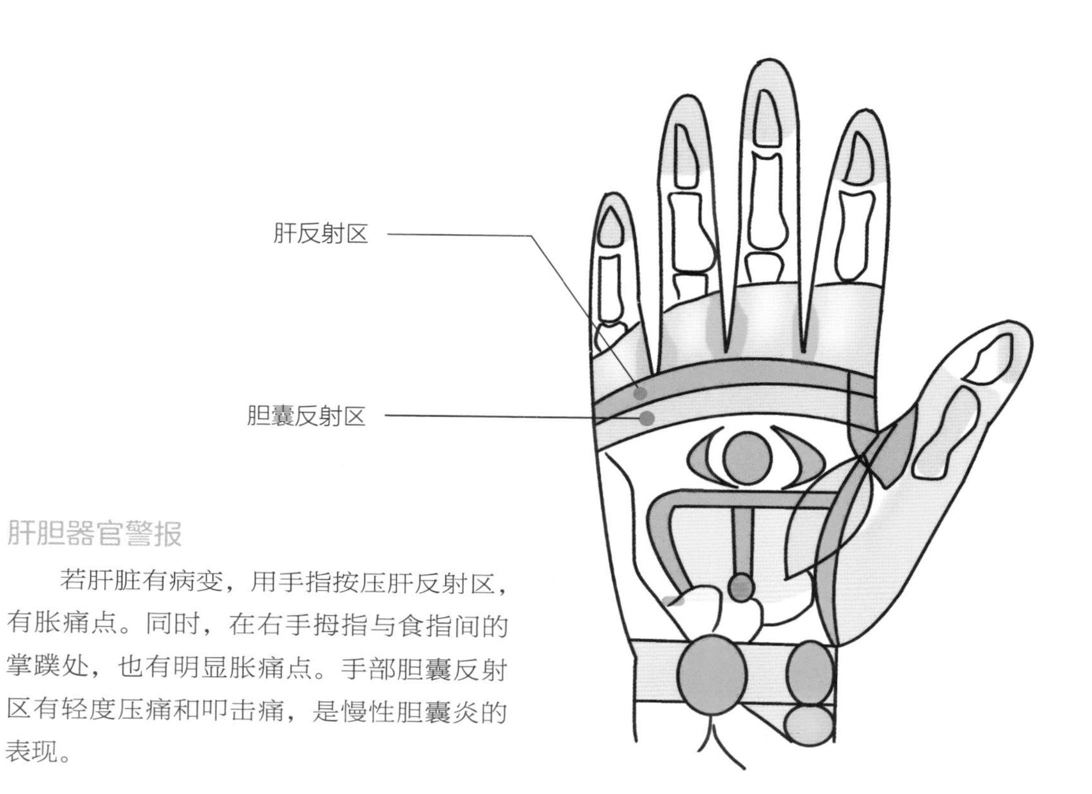

肝胆器官警报

若肝脏有病变，用手指按压肝反射区，有胀痛点。同时，在右手拇指与食指间的掌蹼处，也有明显胀痛点。手部胆囊反射区有轻度压痛和叩击痛，是慢性胆囊炎的表现。

肠胃器官警报

从拇指出发的大肠经功能衰退，胃、脾、大肠反射区则有压痛，还会出现眼白带黄色、牙痛、肩痛、头痛、便秘等病症。

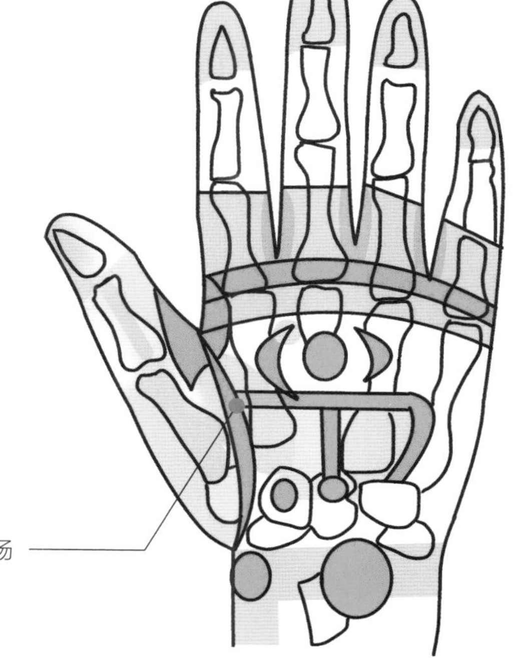

手部特效反射区，全身健康一目了然

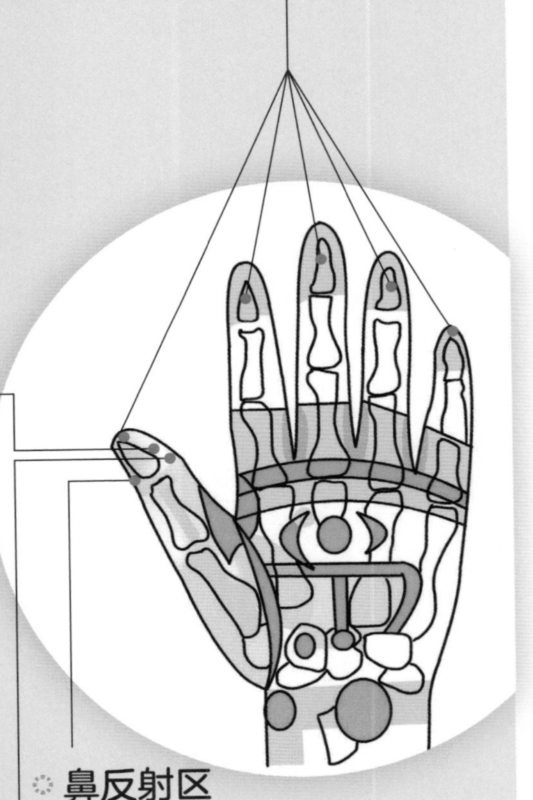

额窦反射区

辅助治疗鼻窦炎

位置：十指手指尖。

适用：鼻窦炎、头晕、头痛、感冒、失眠、脑卒中。

简易手指操：用一手拇指和食指指腹，从指尖向指根方向分别推按另一手各个手指。

大脑反射区

缓解脑疲劳

位置：拇指指腹。

适用：头晕、头痛、感冒、神经衰弱、神志不清、脑卒中。

简易手指操：两拇指相对，互相用力挤压拇指指腹。

垂体反射区

调节内分泌

位置：拇指的指腹中央。

适用：内分泌失调，甲状腺、肾上腺、脾、胰等功能失调，更年期综合征。

简易手指操：用食指指甲掐按此反射区。

鼻反射区

辅助治疗鼻部疾病

位置：在拇指指间关节桡侧，赤白肉际处。

适用：鼻塞、鼻窦炎、流鼻涕、急慢性鼻炎、过敏性鼻炎。

简易手指操：用一手拇指和食指夹住另一手拇指指间关节处，揉捏此反射区。

颈项反射区

缓解落枕症状

位置：在双手拇指，靠近节掌侧和背侧。

适用：落枕，颈项酸痛、僵硬，头晕、头痛，高血压。

简易手指操：用一手拇指指腹，向指根方向推按另一手此反射区。

扁桃体反射区

辅助治疗上呼吸道疾病

位置：在双手拇指第 1 指节，靠近手背侧肌腱两侧。

适用：扁桃体炎、上呼吸道感染、发热。

简易手指操：双手微握，用一手拇指指腹，向指尖方向推按另一手此反射区。

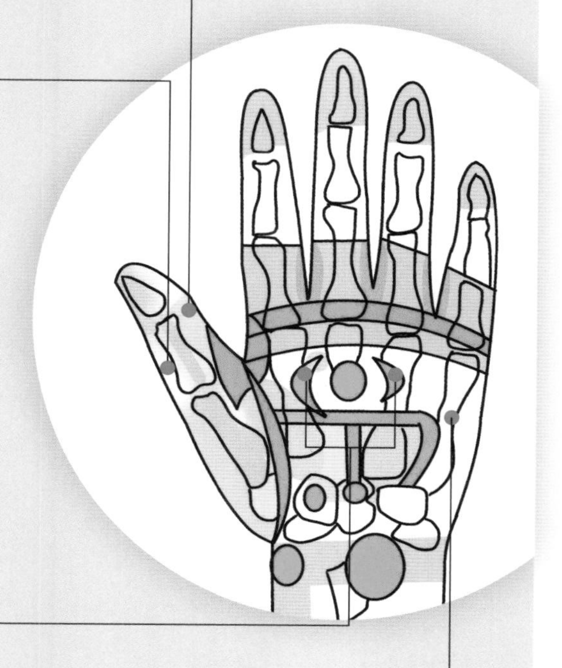

腹腔神经丛反射区

缓解不良情绪

位置：在双手掌，第 2、第 3 和第 3、第 4 掌骨之间，肾反射区两侧。

适用：腹痛、腹胀、腹泻，肠胃功能紊乱，更年期综合征，烦躁、失眠。

简易手指操：用一手拇指指腹，向手腕方向推按另一手此反射区。

脾反射区

改善消化不良

位置：在左手掌尺侧，第 4、第 5 掌骨远端之间。

适用：消化不良、缺乏食欲、发烧、炎症、贫血。

颈肩反射区

缓解颈肩疼痛

位置： 在双手四指根部，近节指骨的两侧及各掌指关节结合部。手掌侧是颈肩前区，手背侧是颈肩后区。

适用： 肩周炎、颈椎病、肩部软组织损伤、落枕。

简易手指操： 双手四指交叉推按，手指根部接触时用力夹紧 3 次。

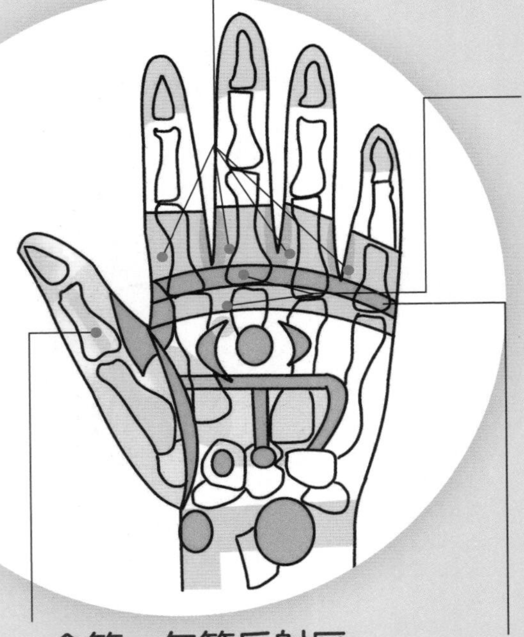

肺及支气管反射区

辅助治疗支气管炎

位置： 肺反射区在双手掌面，横跨第 2、第 3、第 4、第 5 掌骨，靠近掌指关节带状区域。支气管反射区在双手掌面，中指近节指骨。

适用： 支气管炎、肺炎、胸闷、肺气肿、肺结核。

食管、气管反射区

通畅人体食管

位置： 在双手拇指近指节骨桡侧，赤白肉际处。

适用： 食管炎、气管炎。

简易手指操： 用一手拇指指腹，向指根方向推按另一手此反射区。

斜方肌反射区

肩颈痛无须担心

位置： 在双手掌，四指根下方肺反射区上方的带状区域。

适用： 颈肩背部疼痛、颈椎病、落枕。

简易手指操： 用一手拇指从小指根部向食指根部推按另一手此反射区。

心反射区

养心安神

位置：在左手掌尺侧，手掌及手背第 4、第 5 掌骨之间，掌骨远端处。

适用：心悸、胸闷、心绞痛、心律不齐，高血压、低血压，循环系统疾病。

甲状腺反射区

除躁安眠

位置：在双手手掌，第 1、第 2 掌骨之间，弯向虎口方向呈弯带状区域。

适用：甲状腺功能亢进或低下，心悸、失眠、感冒、烦躁、肥胖。

简易手指操：用一手拇指指腹，向虎口方向推按另一手此反射区。

输尿管反射区

辅助治疗泌尿系统疾病

位置：在双手掌面，膀胱反射区和肾反射区之间的带状区域。

适用：输尿管炎、输尿管结石、输尿管狭窄，泌尿系统感染。

简易手指操：用一手拇指指腹，向手腕方向推按另一手此反射区。

膀胱反射区

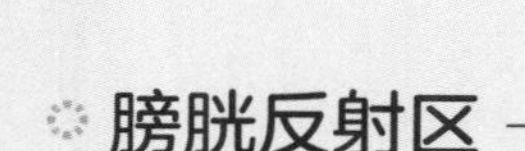

辅助治疗膀胱炎

位置：在双手掌，大、小鱼际交界处的凹陷中。

适用：膀胱炎、尿道炎、膀胱结石，高血压、动脉粥样硬化 。

简易手指操：左手掌张开，右手食指弯曲，用力用食指关节顶压此反射区。

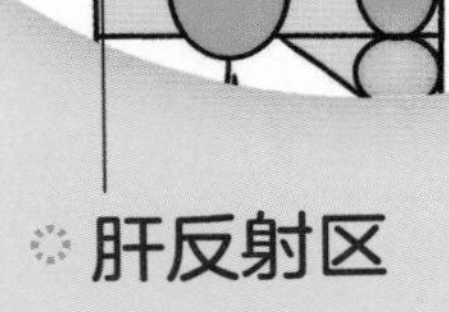

肾上腺反射区

降血压治头晕

位置：在双手掌，第2、第3掌骨体远端之间。

适用：头晕、高血压、指端麻痹、手掌多汗、掌心热。

简易手指操：左手张开，右手呈爪状，用右手五指指尖全方位点按左手掌50次，刺激肾上腺反射区、肾反射区及肝反射区。

肾反射区

强腰健肾

位置：在双手掌面，第3掌骨中点即手心处。

适用：肾功能不良、肾炎、肾结石、腰痛、泌尿系统感染、高血压、水肿。

简易手指操：同肾上腺反射区。

肝反射区

疏肝解郁

位置：在右手掌尺侧，第4、第5掌骨之间，近掌骨头处。

适用：肝气郁结、暴躁，腹痛、消化不良、腹胀。

简易手指操：同肾上腺反射区。

胆囊反射区

防治胆囊炎

位置：在右手掌侧，第4、第5掌骨之间，肝反射区下方。

适用：胆囊炎、胆结石，厌食、消化不良、胃肠功能紊乱，高脂血症。

简易手指操：用一手拇指和食指相对捏压另一手此反射区。

胃反射区

防治胃病

位置： 双手第1掌骨体远端。

适用： 胃痛、胃胀、胃酸过多，消化不良，恶心，呕吐，急慢性胃炎。

简易手指操： 用一手拇指指腹揉按另一手此反射区。

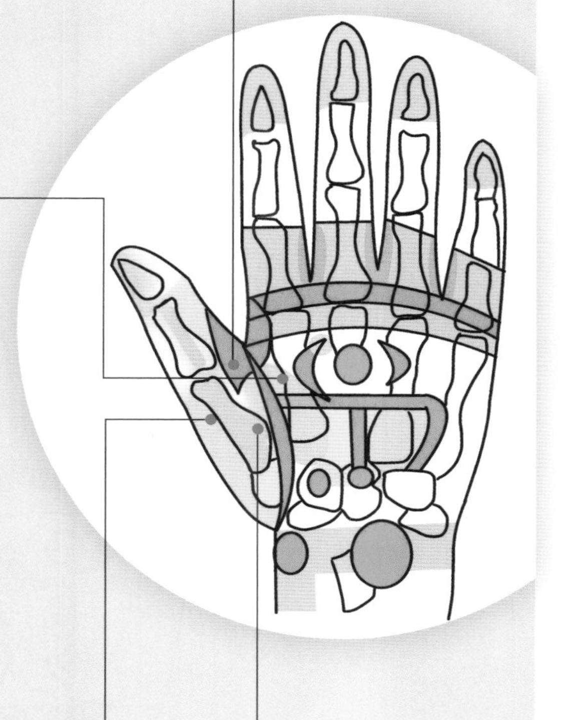

脾胃大肠反射区

健脾益胃

位置： 在双手掌面，第 1、第 2 掌骨之间的椭圆形区域。

适用： 腹痛、腹胀、腹泻，消化不良，食欲缺乏，肠炎，便秘。

简易手指操： 双手微握，此区域相贴，互相揉按。

胰腺反射区

调理糖尿病

位置： 在双手第 1 掌骨体中部，胃反射区和十二指肠反射区之间。

适用： 胰腺炎，糖尿病，消化不良。

简易手指操： 用一手拇指指腹，向手腕方向推按另一手此反射区。

胸腔呼吸器官区反射区

让呼吸更顺畅

位置： 双手掌侧，拇指指关节横纹至腕横纹之间的区域。

适用： 胸闷、气喘、咳嗽、支气管炎、哮喘、肺炎。

简易手指操： 双手拇指侧面相对，此反射区重叠找好位置，互相碰撞推压。

十二指肠反射区

改善消化不良

位置：在双手掌面，第 1 掌骨体近端。

适用：食欲缺乏，消化不良，腹胀，十二指肠溃疡。

简易手指操：用一手拇指指腹，向手腕方向推按另一手此反射区。

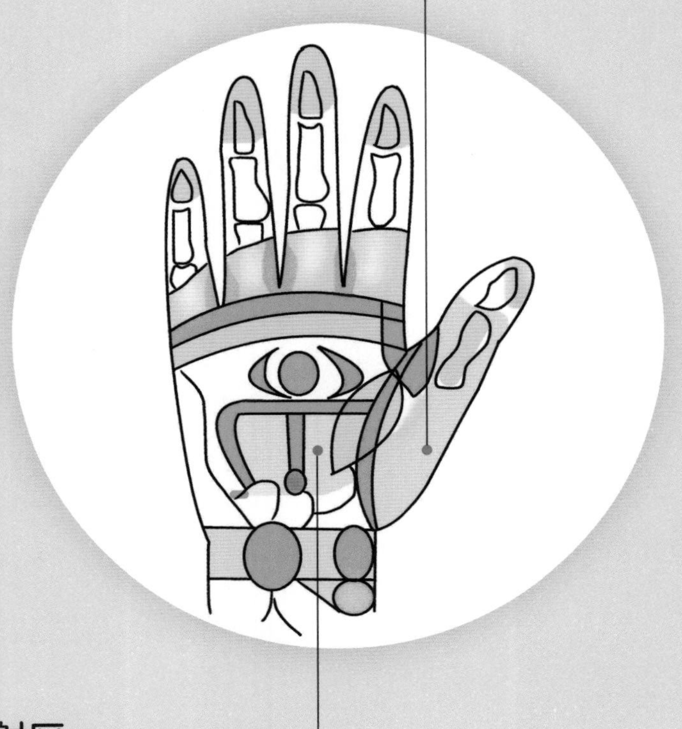

小肠反射区

辅助治疗急慢性肠炎

位置：在双手掌中部凹陷处。

适用：消化不良，食欲缺乏，腹胀，急慢性肠炎。

简易手指操：用一手拇指指腹，向手腕方向推按另一手此反射区。

眼反射区

缓解眼部不适

位置： 在双手掌和手背，第2、第3指手指根部之间。

适用： 怕光流泪，结膜炎、角膜炎，近视眼、远视眼、老花眼，白内障、青光眼。

简易手指操： 左手张开，用右手拇指和食指掐按左手食指眼反射区，依次掐按到小指耳反射区。换手重复动作。

耳反射区

耳朵保健

位置： 在双手掌和手背，第4、第5指手指根部之间。

适用： 耳鸣、耳炎、重听。

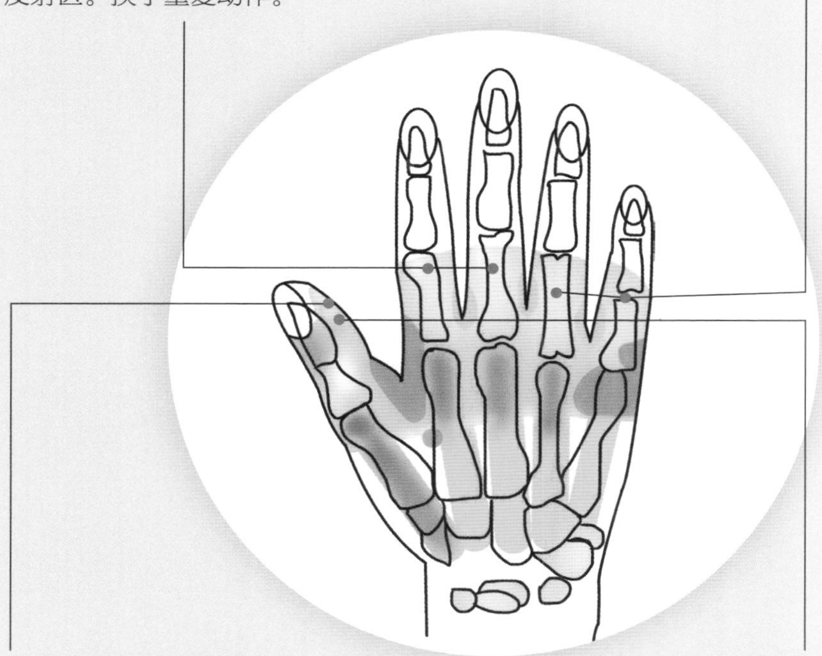

三叉神经反射区

保护三叉神经

位置： 在双手小脑、脑干反射区上面。

适用： 偏头痛，失眠，感冒，腮腺炎，神经痛。

简易手指操： 用一手拇指指腹，向虎口方向推按另一手此反射区。

小脑、脑干反射区

让身体运动更灵活

位置： 在双手拇指指腹，尺侧面。

适用： 头晕、头痛，感冒，失眠，高血压。

简易手指操： 用一手拇指和食指夹住另一手此反射区，揉按。

舌反射区

防治口腔溃疡

位置：在双手拇指指背，指间关节横纹中间。

适用：口腔溃疡，味觉异常。

简易手指操：用拇指指尖点按此反射区。

内耳迷路反射区

缓解头晕、耳鸣

位置：在双手手背，第 2、第 3、第 4、第 5 掌指关节指间，根部结合处。

适用：头晕，耳鸣，高血压、低血压，平衡障碍。

简易手指操：用一手拇指指腹沿指缝，向手指方向推按另一手此反射区。

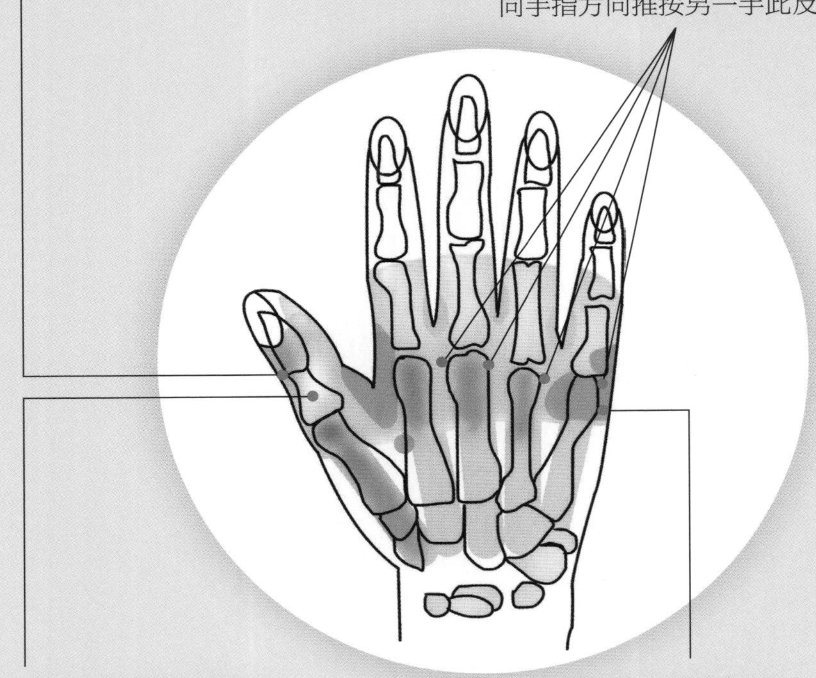

喉、气管反射区

缓解咳嗽、气喘

位置：在双手拇指，近节指骨背侧中央。

适用：咽喉炎、气管炎、咳嗽、气喘，上呼吸道感染。

简易手指操：用一手拇指指腹，向手腕方向推按另一手此反射区。

肩关节反射区

预防肩周疾病

位置：在双手小指，掌指关节后的赤白肉际处。

适用：肩部损伤、肩周炎，手臂酸痛、手麻。

简易手指操：用一手食指指尖掐按另一手此反射区。

头颈淋巴结反射区

辅助治疗甲状腺肿大

位置：在双手各手指根部，掌侧和背侧的凹陷中。

适用：甲状腺肿大，甲亢，牙痛。

简易手指操：右手五指张开，手背朝上，左手五指成爪状，用四指指尖点按右手此反射区。换手重复动作。

胸部反射区

防治各种胸部疾病

位置：在手背，第2、第3、第4掌骨的远端。

适用：心脏病，乳房疾病，呼吸系统疾病。

简易手指操：用一手拇指指腹，横向推按另一手此反射区。

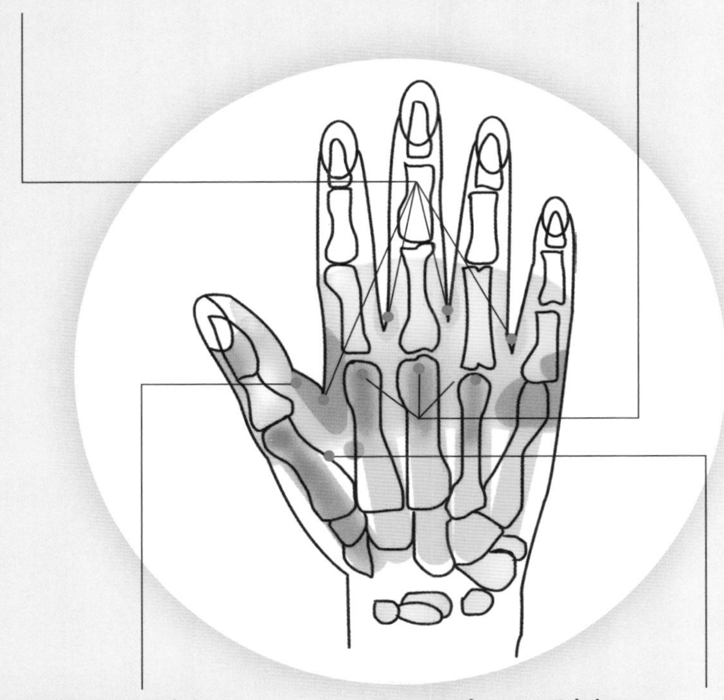

胸腺淋巴结反射区

增强免疫力

位置：在双手第1掌指关节的尺侧。

适用：乳腺炎，胸痛，发热，炎症，囊肿，免疫力低下。

简易手指操：轻握住右手拇指，用左手拇指指尖点按此反射区。

血压反射区

调节血压

位置：在双手背侧，第1、第2掌骨和阳溪穴所包围的区域。

适用：高血压、低血压，头痛，眩晕。

简易手指操：一手轻握拳，用另一手的掌心揉按此反射区。

颈椎反射区

保护颈椎

位置：在双手手背，各掌骨背侧远端 1/5 处。

适用：颈项僵硬、酸痛，头晕、头痛，落枕，各种颈椎病。

简易手指操：双手轻握拳，手背相贴，来回推按。

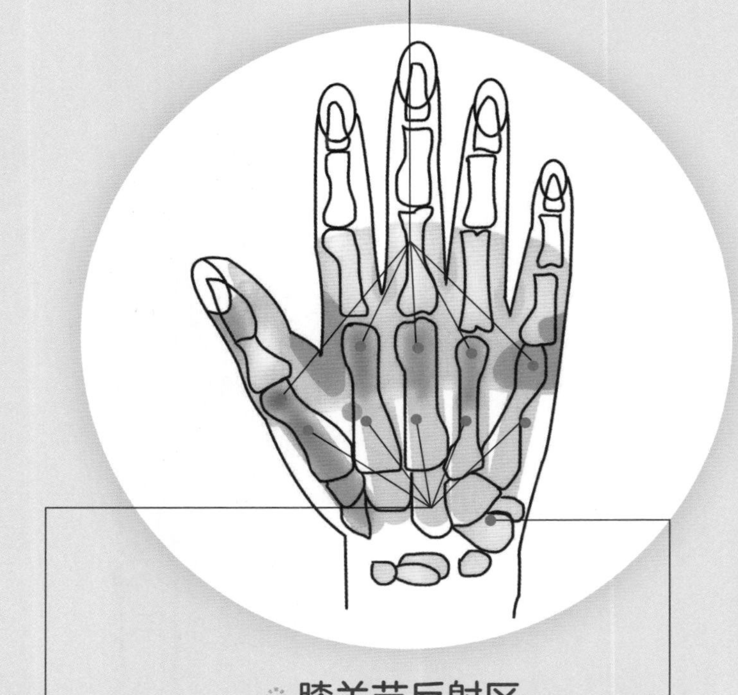

腰椎反射区

缓解腰部症状

位置：在双手手背，各掌骨背侧近端 2/5 处。

适用：腰背酸痛，腰椎骨刺，腰椎间盘突出症，腰肌劳损。

简易手指操：双手轻握拳，手背相贴，来回推按。

膝关节反射区

防治膝关节炎

位置：双手第 5 掌骨近端，尺侧缘与腕骨形成的凹陷中。

适用：膝关节炎，半月板损伤，侧副韧带损伤。

简易手指操：用拇指指尖掐按此反射区。

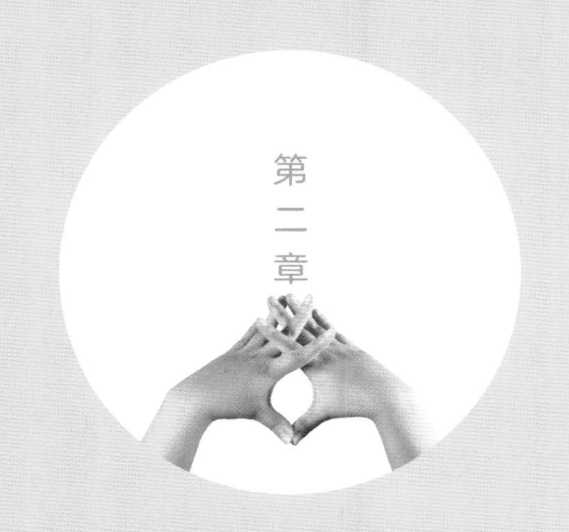

手指操入门手法 现学现用

掌握手指操宜与忌

宜 手指运动前先热身

做手指操虽然不限时间、地点，但是如果方便的话，在运动前做一些热身准备，用温水洗净双手，从手腕到指尖轻轻按摩一遍，擦干后抹上护手霜，不仅提升运动效果，还有助于保养手部肌肤。

如果用大段时间练习手指操，运动完后可以喝一杯白开水，加速新陈代谢，帮助体内排毒。

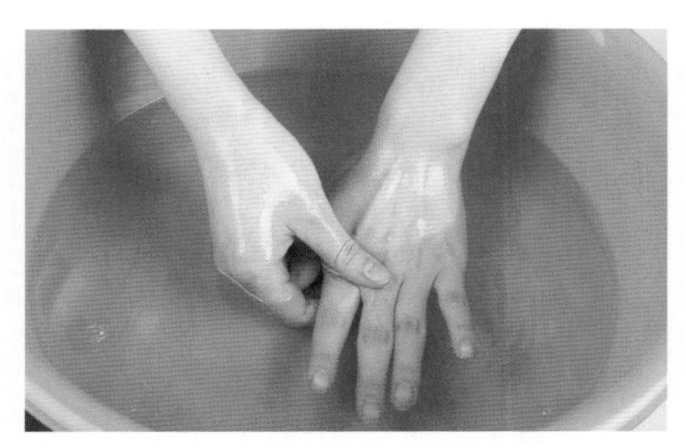

最好将指甲剪短修整齐，避免划伤皮肤

宜 循序渐进、精巧到位

手指操看着简单，其实很考验手的灵活性。练习时，首先从单指开始，从慢逐渐过渡到快，等把动作轻松做标准后，再逐步增加复杂动作。

同时，还要做到精准到位，标准是：当某一个或多个手指在做动作时，其余手指能保持不动。这样才能更好地实现手指操活化脑细胞、疏通经络的功效。

宜 注意力集中在手指上

手指运动可以对人体大脑的运动皮质区产生刺激，活化大脑细胞，使之保持年轻状态。如果在练习时有意识地把注意力集中在手指上，有助于增强对大脑的刺激，收效好。因此，建议先跟着图或视频做，记住动作后，在心里默念动作要领及顺序，集中精力自行练习手指操。

忌 三天打鱼两天晒网式的练习

练习手指操健脑防衰，与通过健身运动保持身材一样，都需养成一个良好的习惯，持之以恒。每周花 1 小时练习 1 次，不如每天坚持练习 10 分钟，这种少量多次的锻炼方式，日积月累才能收获更好的效果。

练习基本手型，为手指操打基础

初学者首先要对手指操有基本的认识，先学做几个固定的基本手型，检验一下自己手指的灵活性。

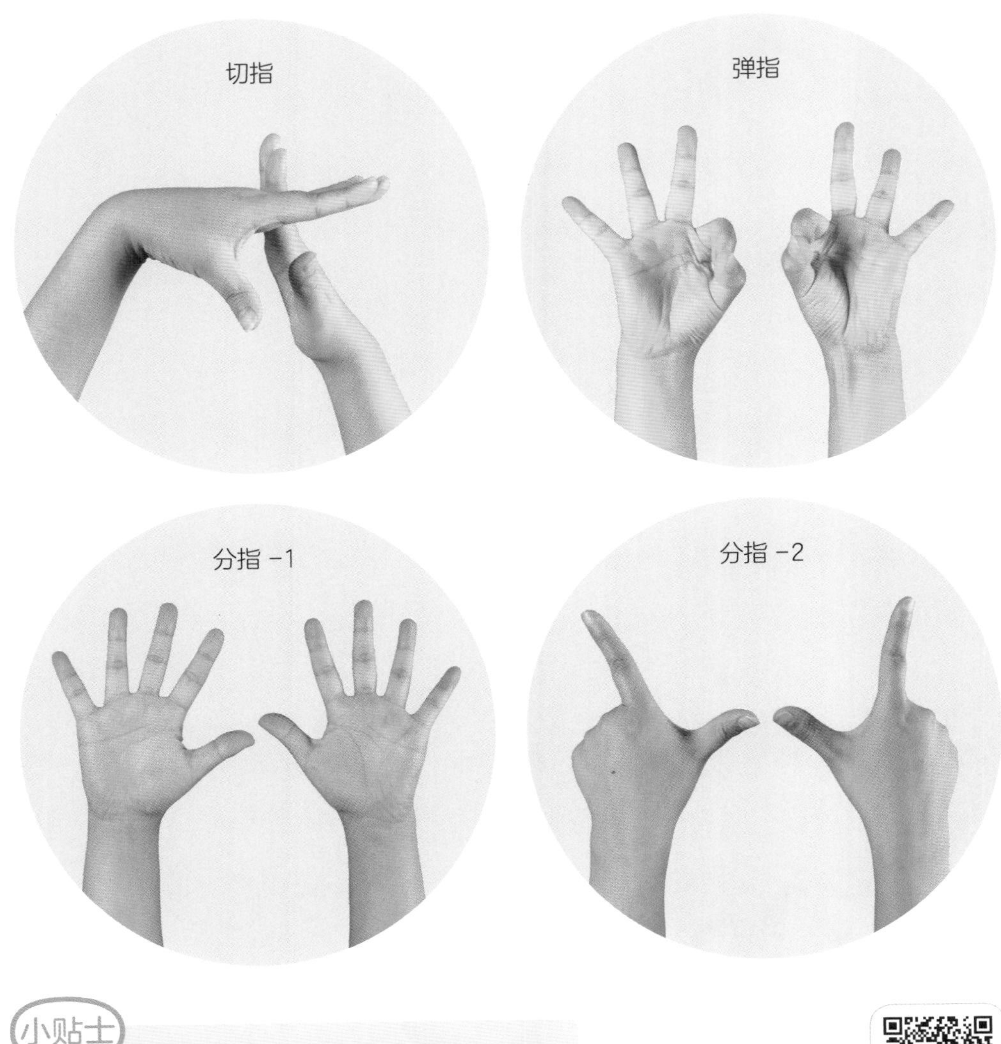

小贴士

一般人都可以练习手指操，并没有特别的禁忌，但是对于手指受伤、骨折的人来说，是否可以练习，需要遵医嘱。

扫一扫，看视频

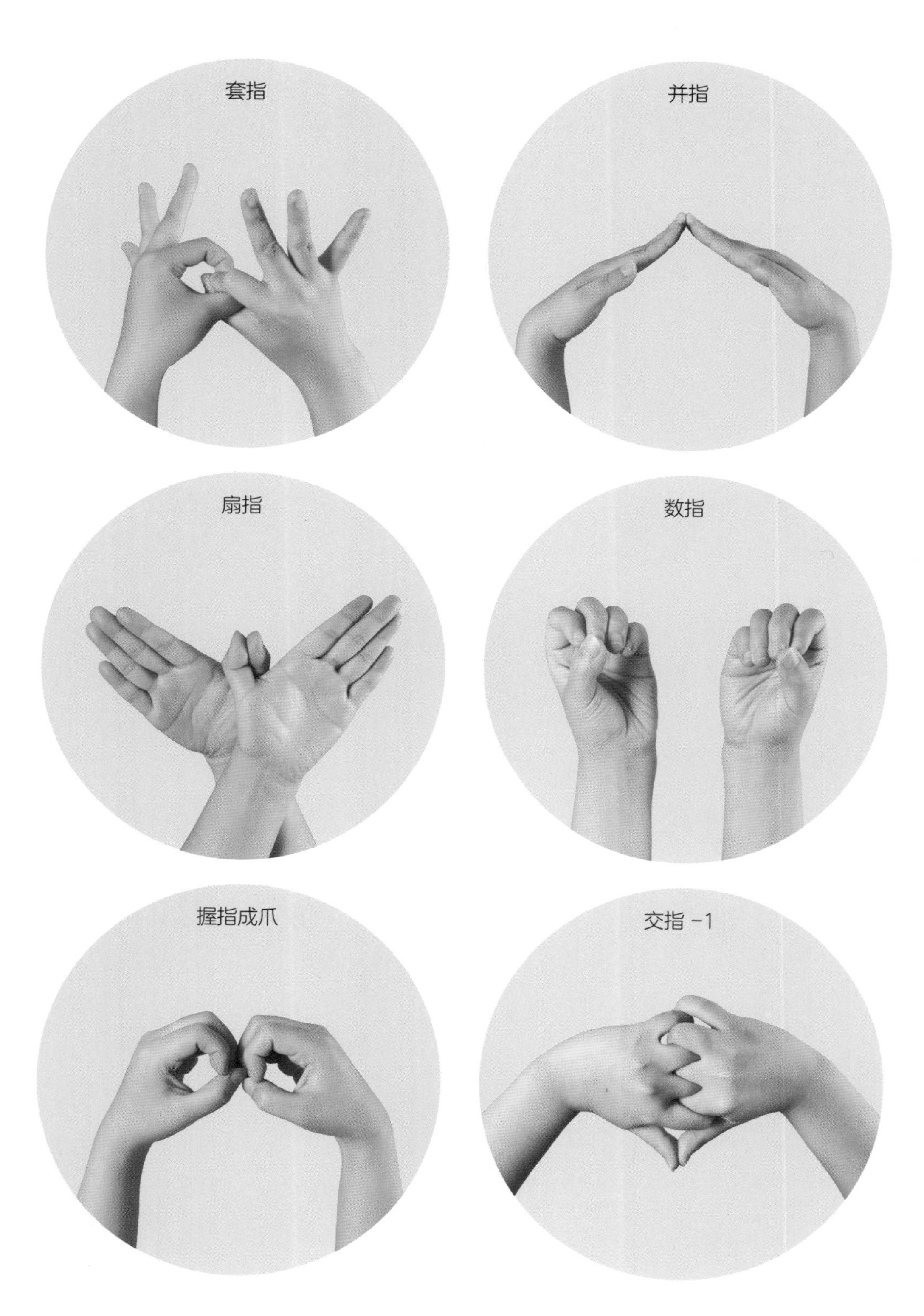
套指
并指
扇指
数指
握指成爪
交指 -1

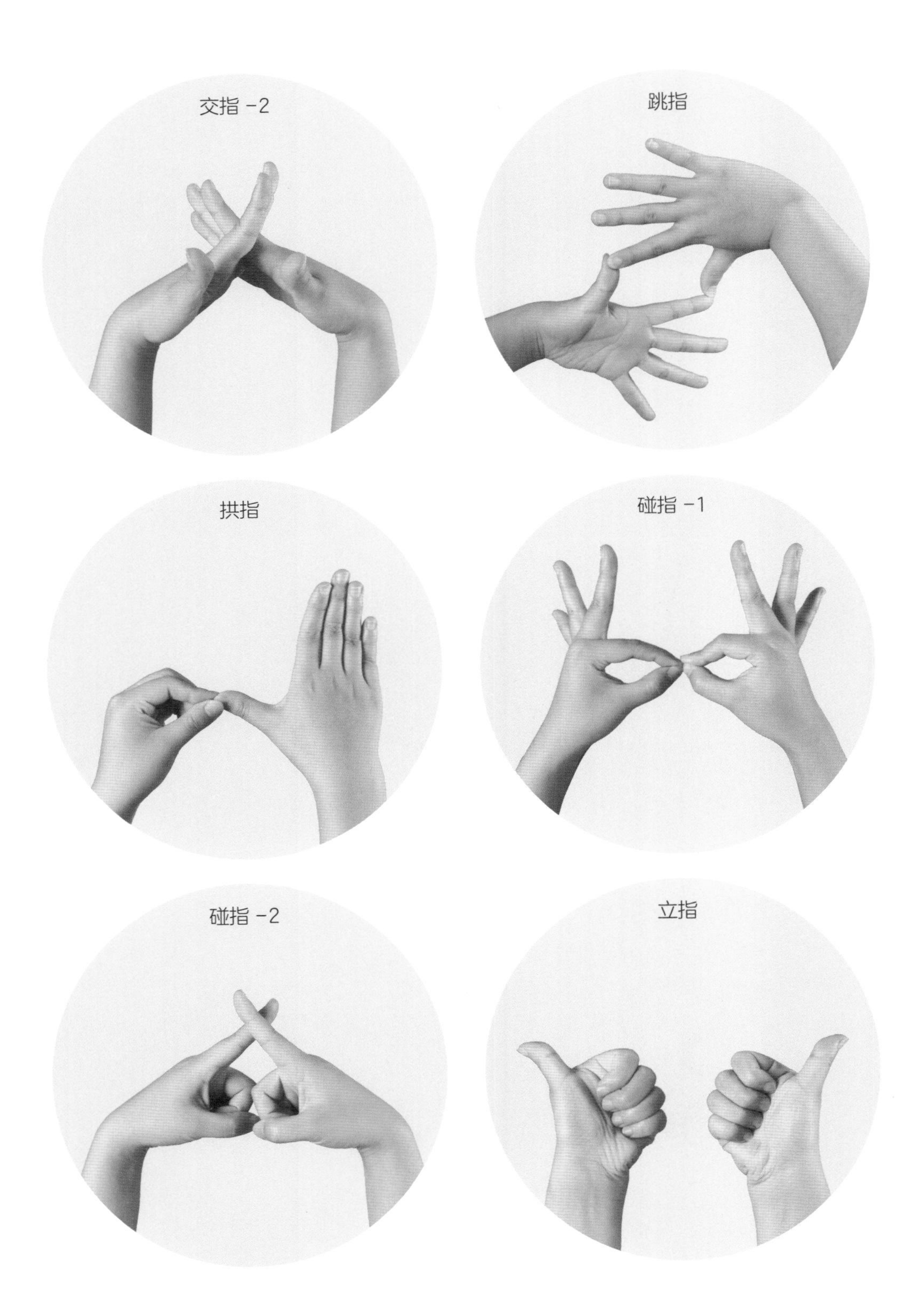
交指 -2
跳指
拱指
碰指 -1
碰指 -2
立指

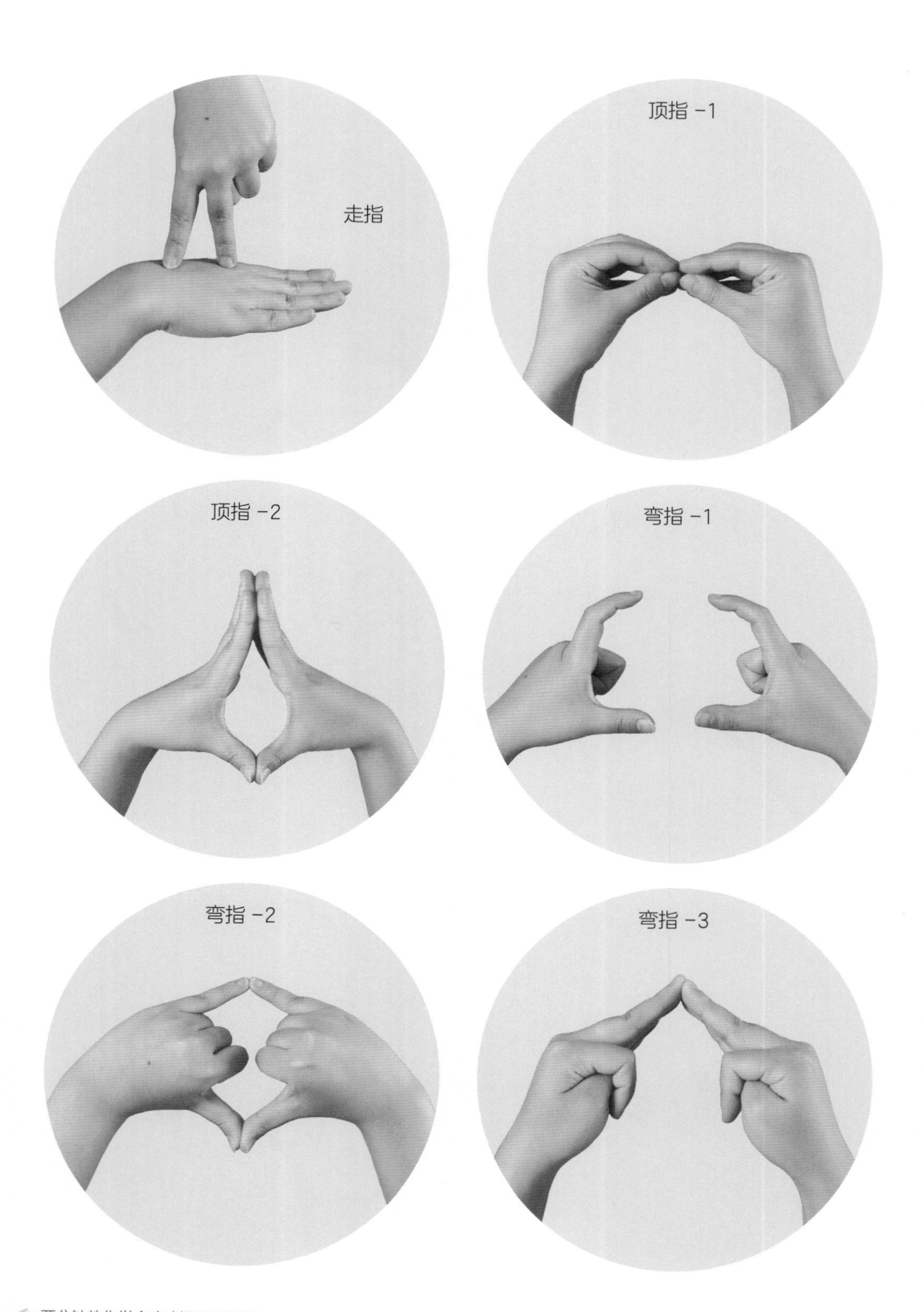
走指
顶指 -1
顶指 -2
弯指 -1
弯指 -2
弯指 -3

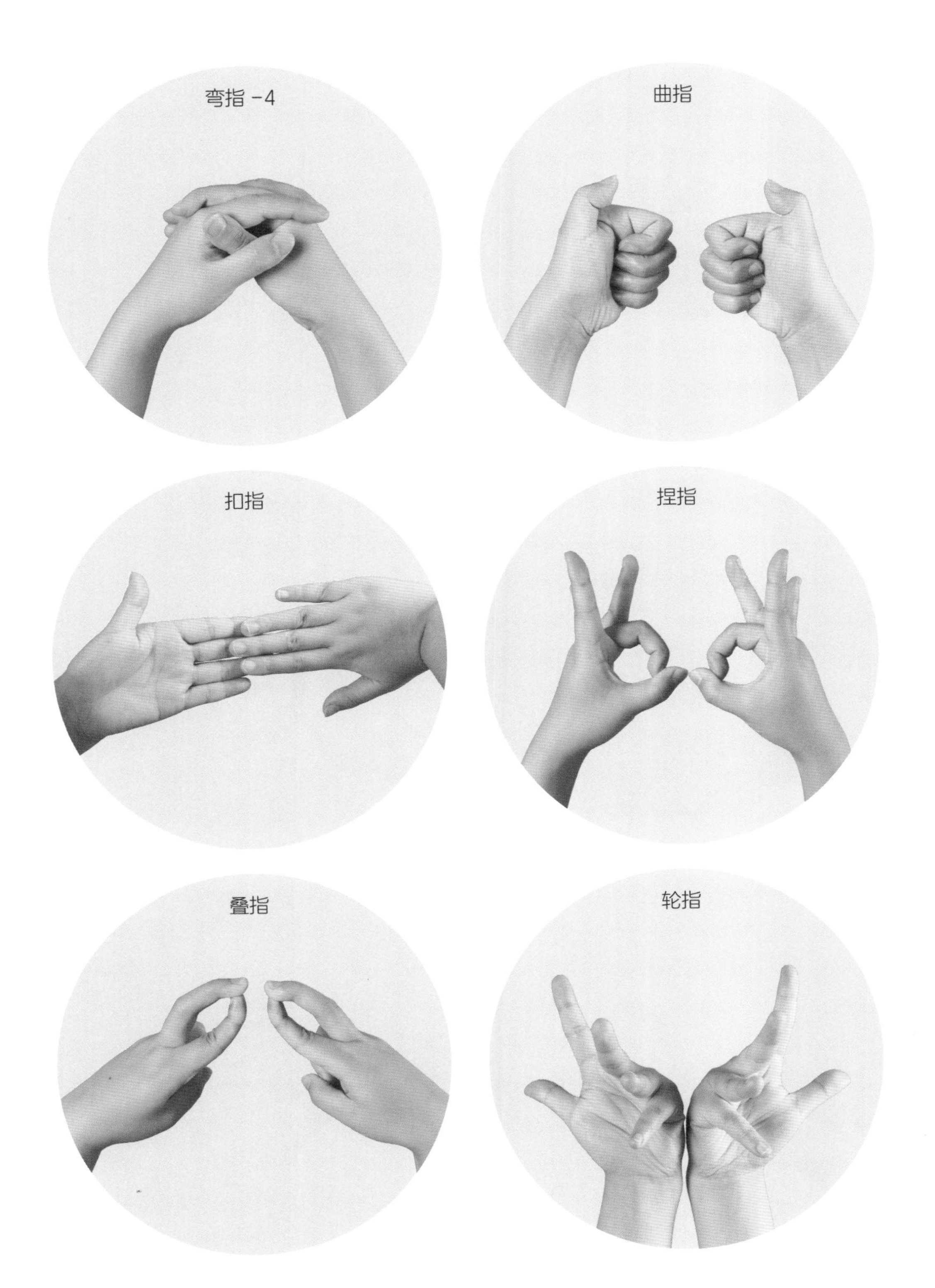
弯指 -4
曲指
扣指
捏指
叠指
轮指

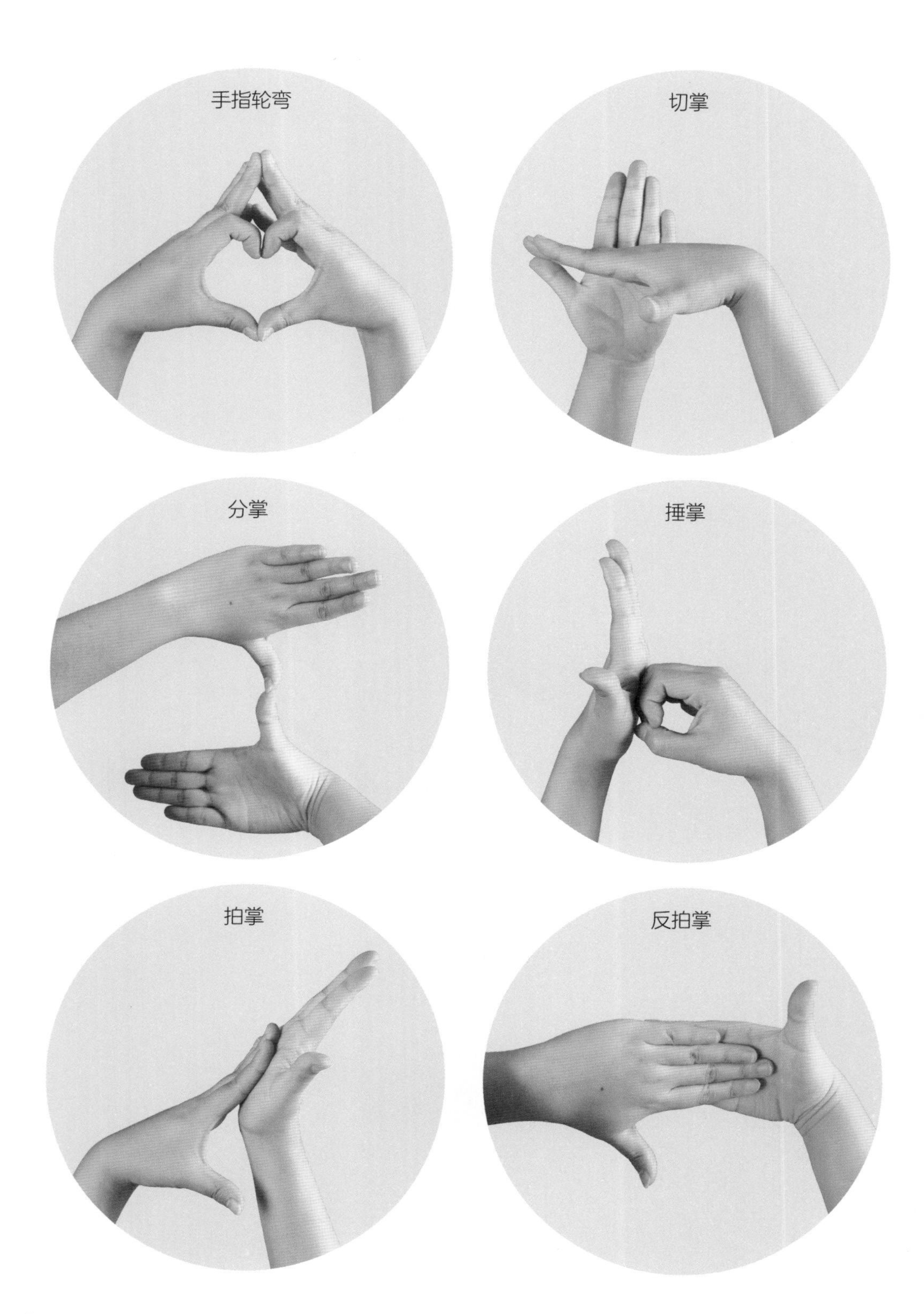
手指轮弯
切掌
分掌
捶掌
拍掌
反拍掌

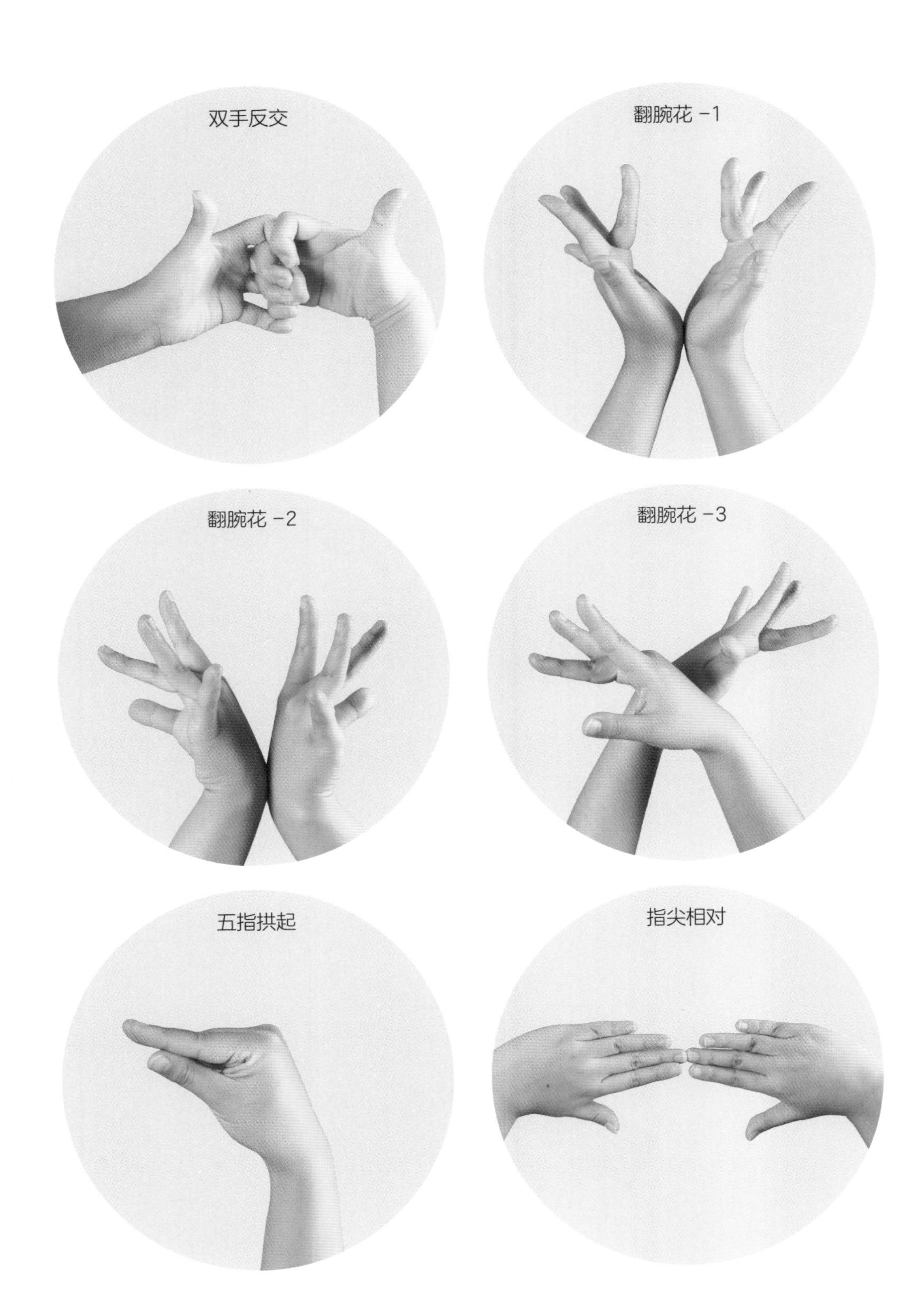
双手反交
翻腕花 -1
翻腕花 -2
翻腕花 -3
五指拱起
指尖相对

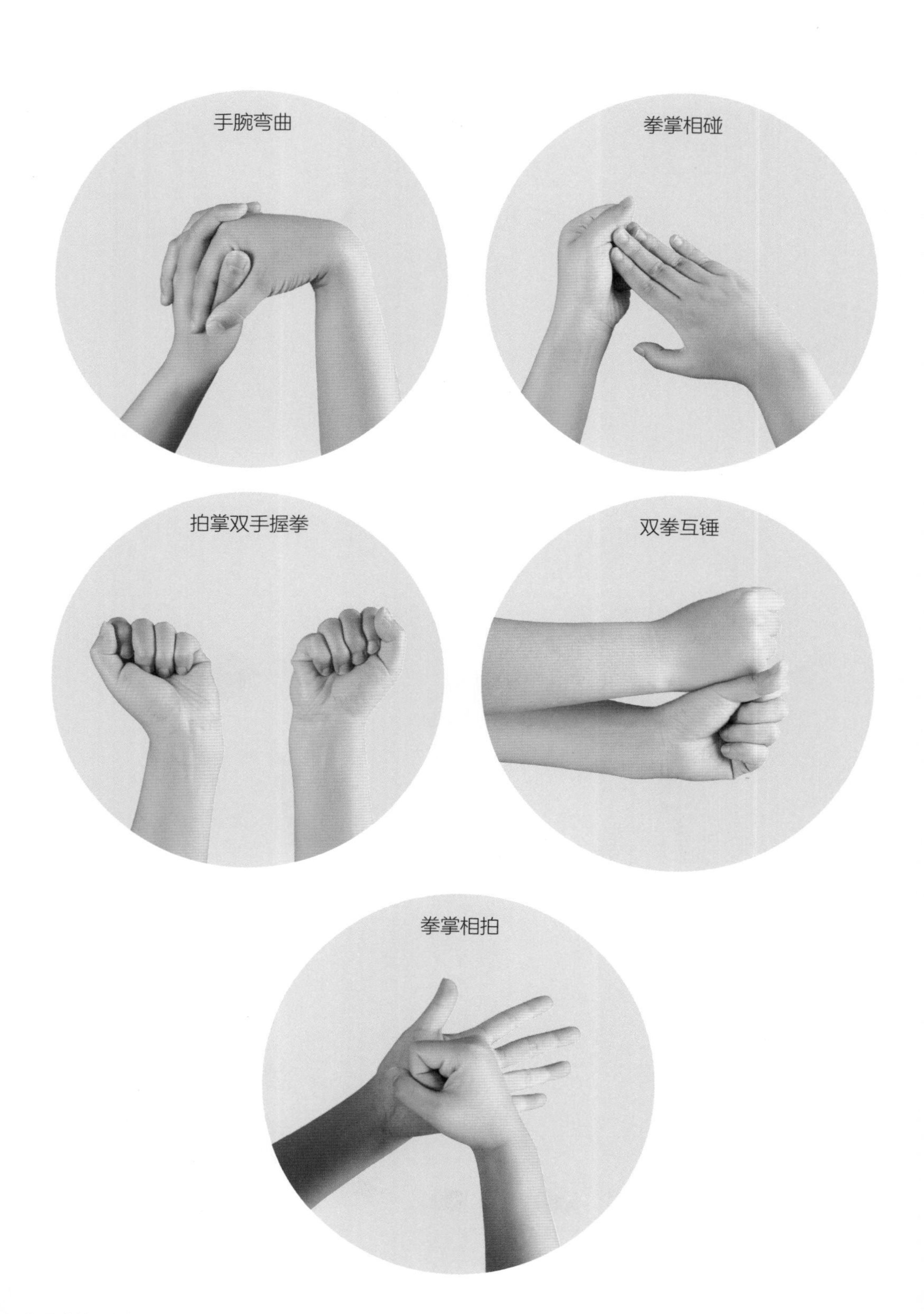
手腕弯曲
拳掌相碰
拍掌双手握拳
双拳互锤
拳掌相拍

手指柔韧操
打开手指，增加大脑供血

正式练习手指操之前，有必要从手指柔韧操开始。充分的热身活动是保证手指不受损伤的重要条件，可以让僵硬的双手变柔软，使后面增加难度的手指操练习更有效。

平展手指

五指并拢，双手平放在桌上，中指固定不动，依次打开拇指、小指、食指、无名指，再用力张到最大。

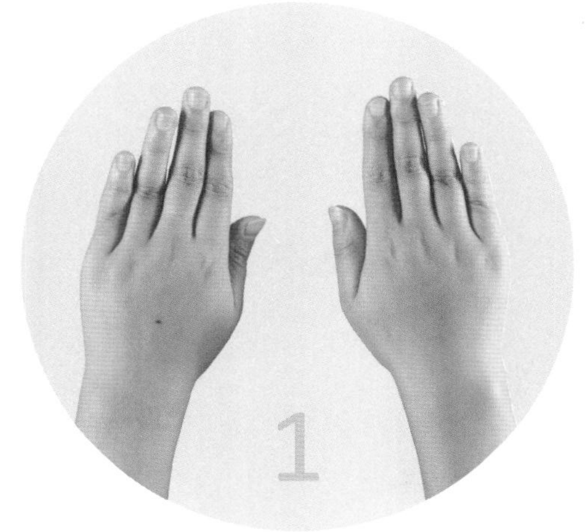

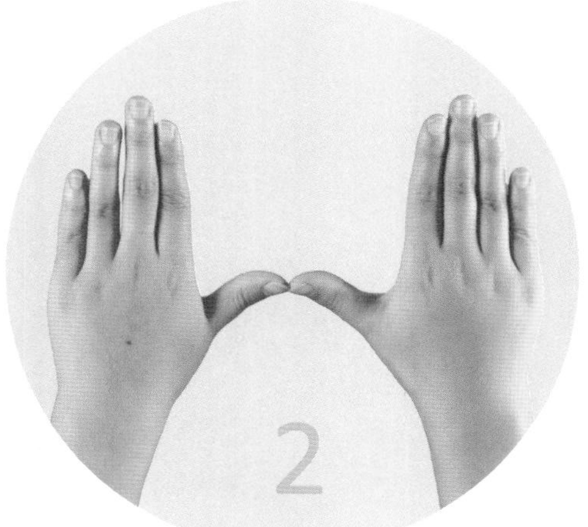

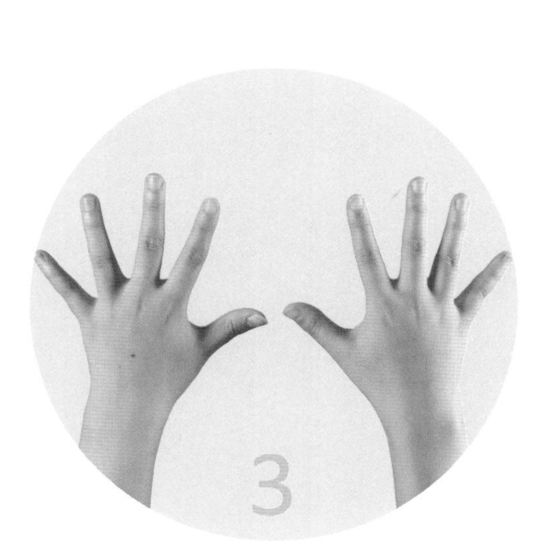

扫一扫，看视频

手指拼图形

双手平放在桌上，拇指和食指拼成三角形，慢慢靠拢，将三角形挤压成菱形。然后，再分别用拇指和中指、拇指和无名指拼三角形，重复动作。

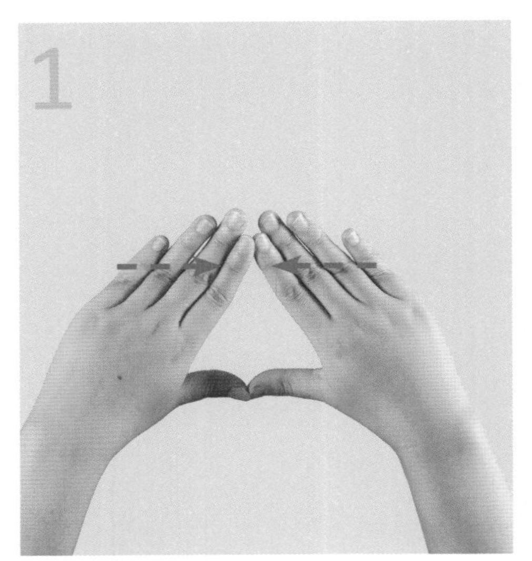

拇指和食指拼成三角形

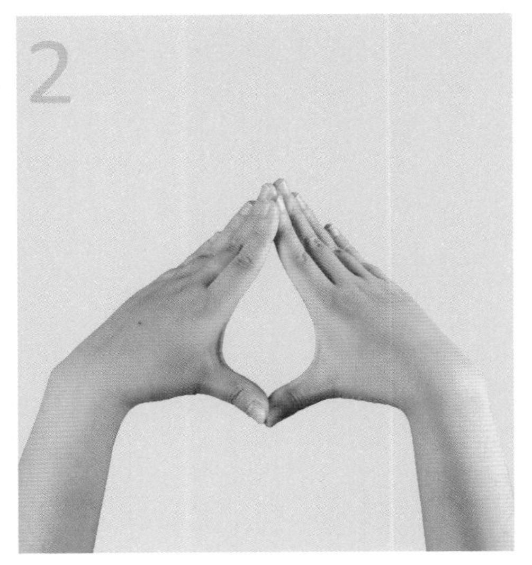

拇指和食指挤压成菱形

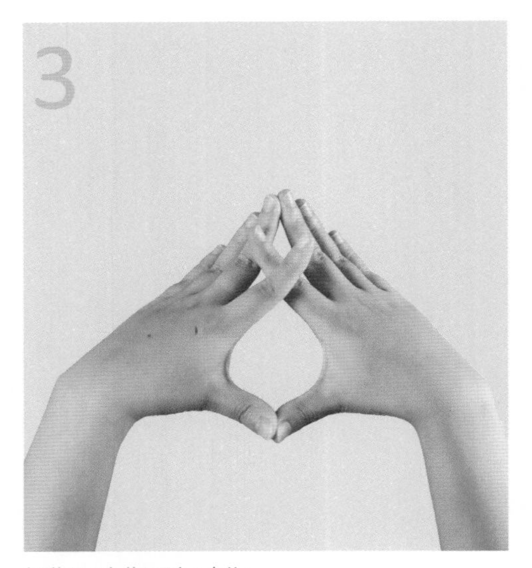

拇指和中指重复动作

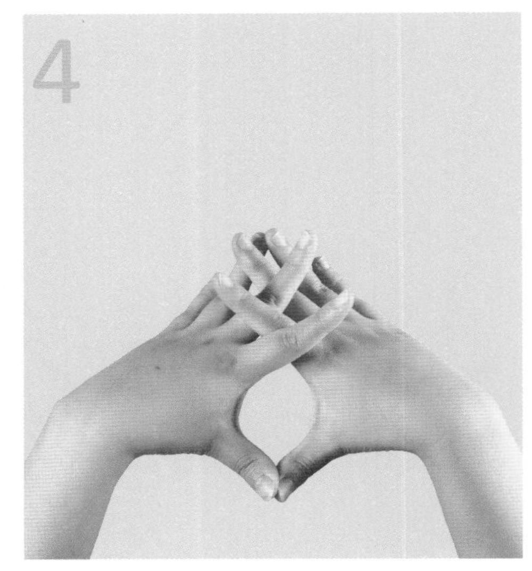

拇指和无名指重复动作

手指对对碰

双手掌心相对，同时弯曲食指，拇指压住第二指关节，其余三指保持直立不弯曲。然后依次按压中指、无名指、小指。

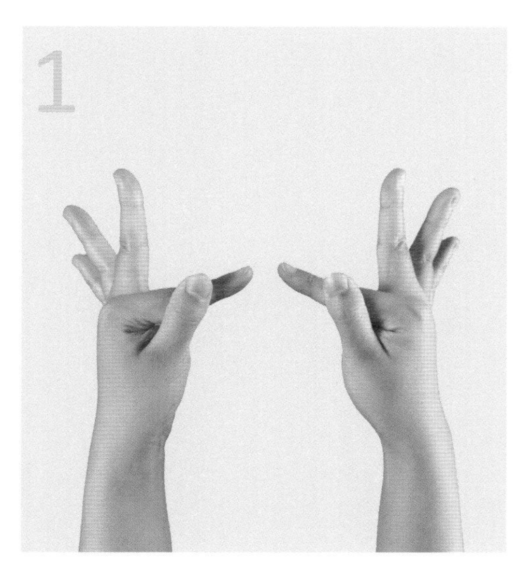

拇指压食指

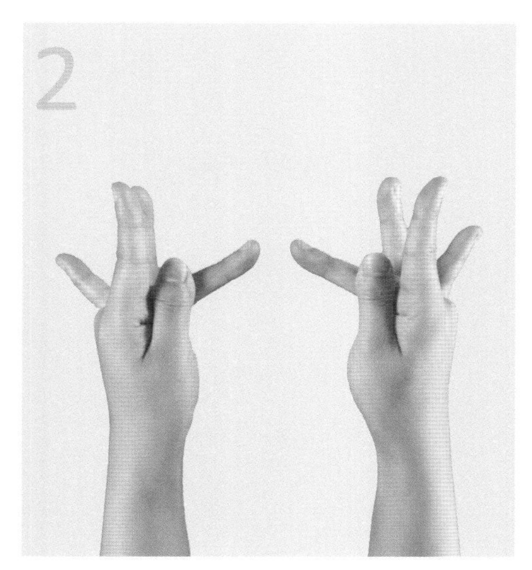

拇指压中指

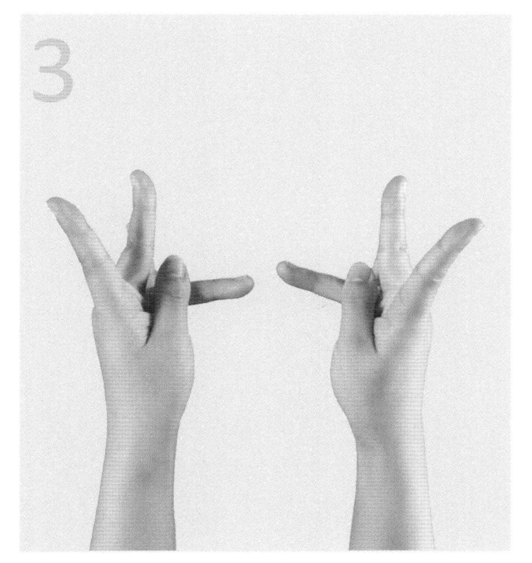

拇指压无名指

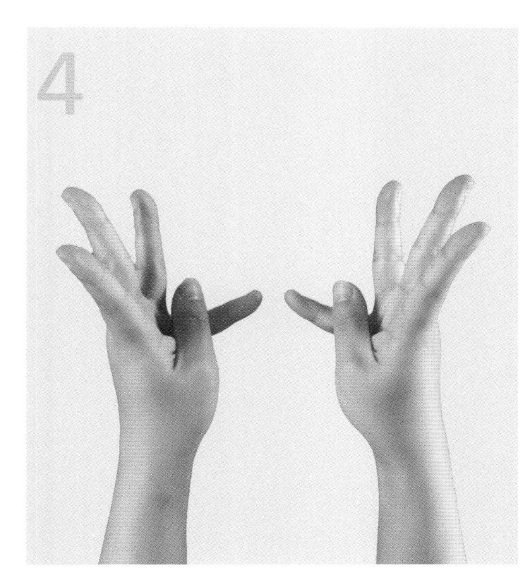

拇指压小指

交叉练习，左手从食指开始，右手从小指开始。

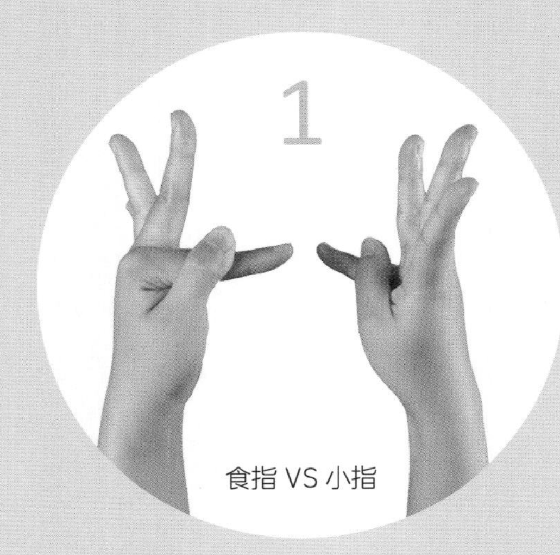

食指 VS 小指

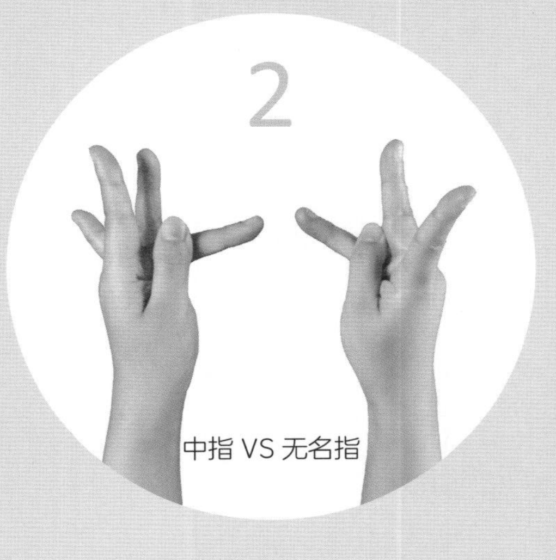

中指 VS 无名指

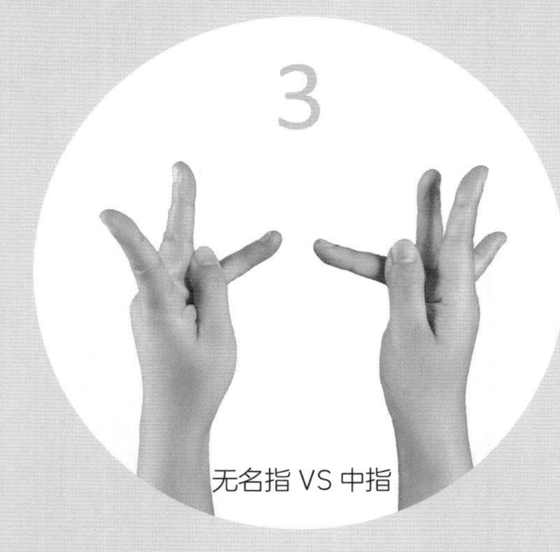

无名指 VS 中指

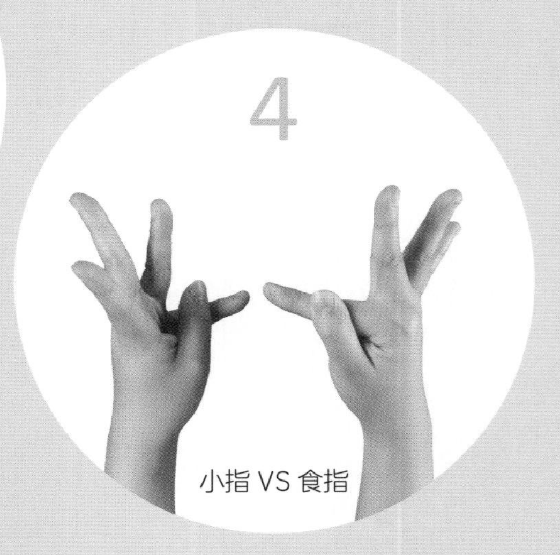

小指 VS 食指

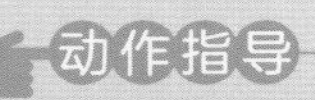

如果最开始双手不能同步动作，可以一只手先做完动作，另一只手再做，熟练后再进行同步练习。

柔韧手腕

第 1 节
弯曲手腕

双手在胸前十指交握，先向右画圈转动 5 次，再向左转动 5 次。转动时，肩膀、双臂、手腕都要放松。

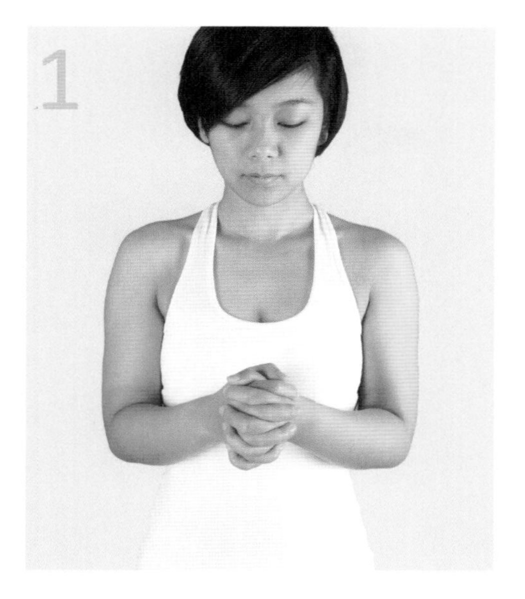

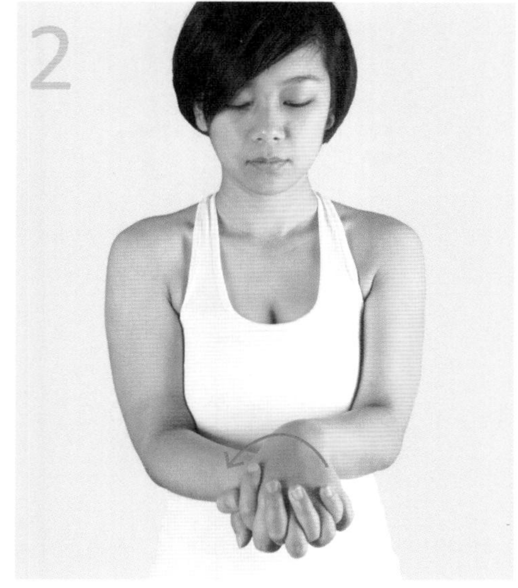

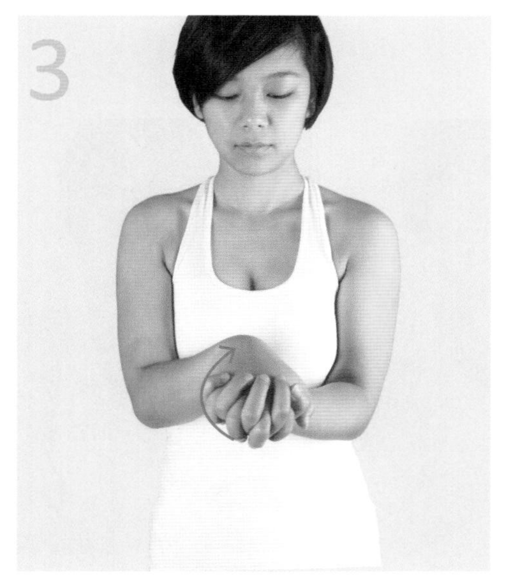

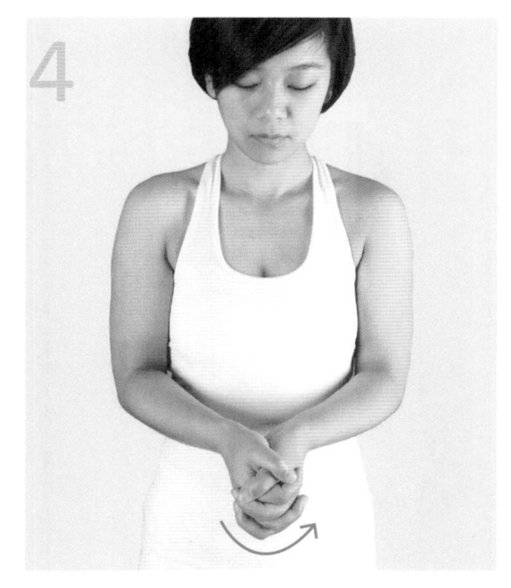

第2节 翻转手腕

双臂向前伸直，右手拇指朝下，掌心外翻。左手握住右手，拉回至胸前，手掌于胸口平行。做完后，左右手动作交换。

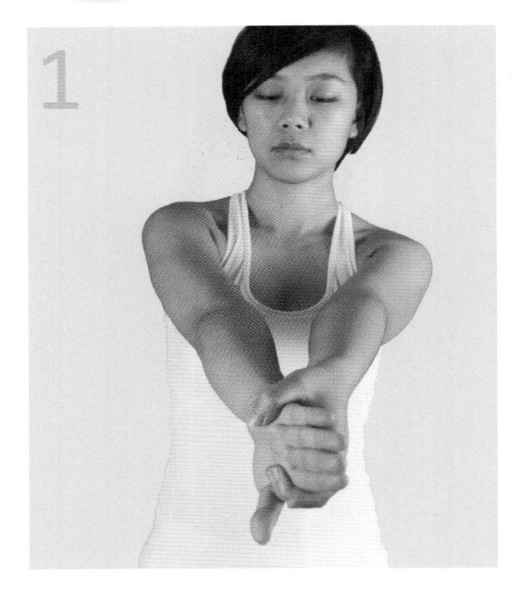

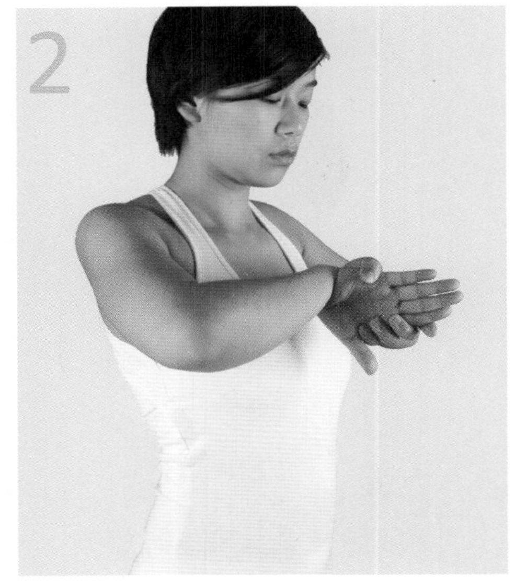

将左手掌心朝左，与胸口垂直，五指伸直，小指贴近胸口。右手握住左手慢慢向左压手腕，尽量让左手掌与左手臂成直角。做完后，左右手动作交换。

小贴士

做此套动作时手腕可能会略感疼痛，但是此套动作能舒缓其压力。

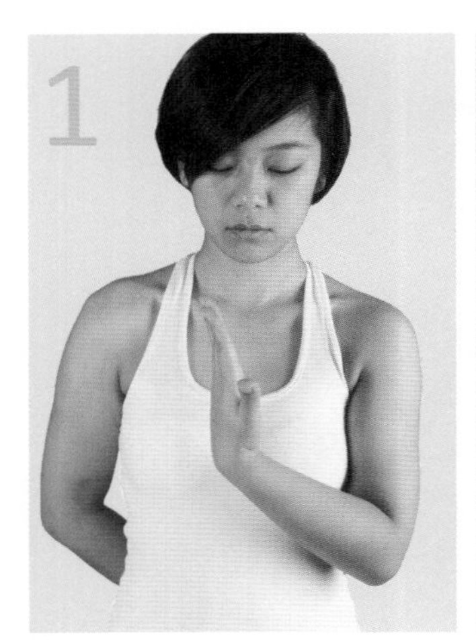

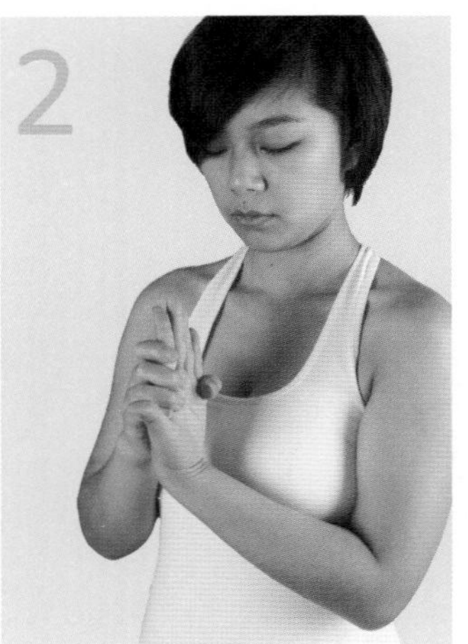

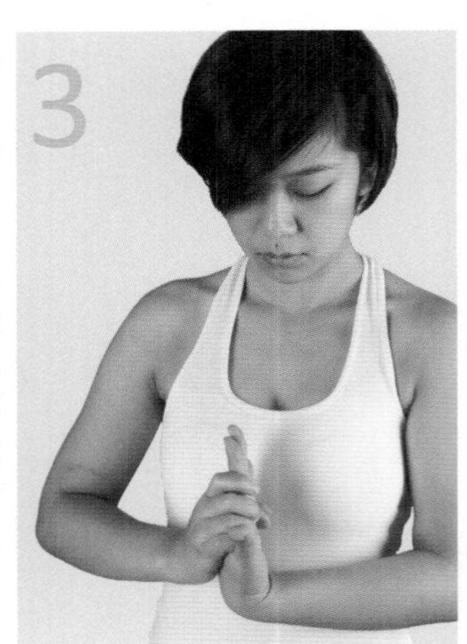

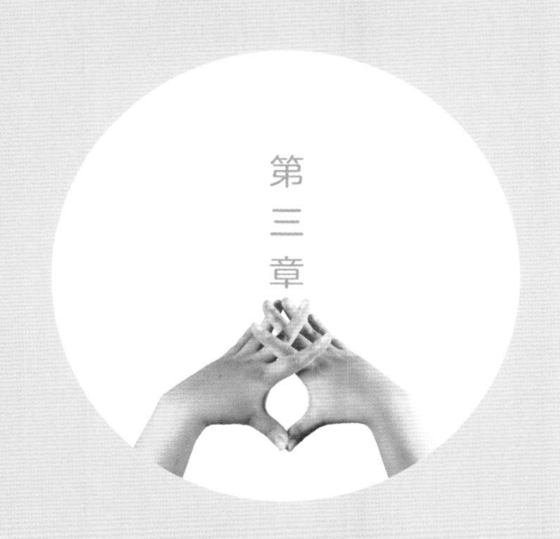

增强脏腑功能手指操

动动手指提高身体抗衰力

双手双指同步弯曲操，帮助五脏排毒

身体的新陈代谢简单理解就是：从外界摄取营养物质转变为身体所需，而身体中被氧化分解的废物将排出体外。可以把身体想象成一条大河，河道顺畅则来往运输通畅。同样，如果身体的新陈代谢顺畅，就有利于吸收营养物质、排出废物，如果新陈代谢失调，排不出的废物将变成身体的“毒素”囤积在五脏六腑，阻碍身体对营养物质的吸收，影响脏腑功能。

中医学认为，经络将人体全身各器官联系成一个统一的整体，而手上分布着重要的经络穴位，还有身体各器官的反射区，与全身各脏腑沟通。因此，通过练习手指操，就可以作用到经络穴位及反射区上，从而达到促进新陈代谢、帮助五脏排毒的功效。

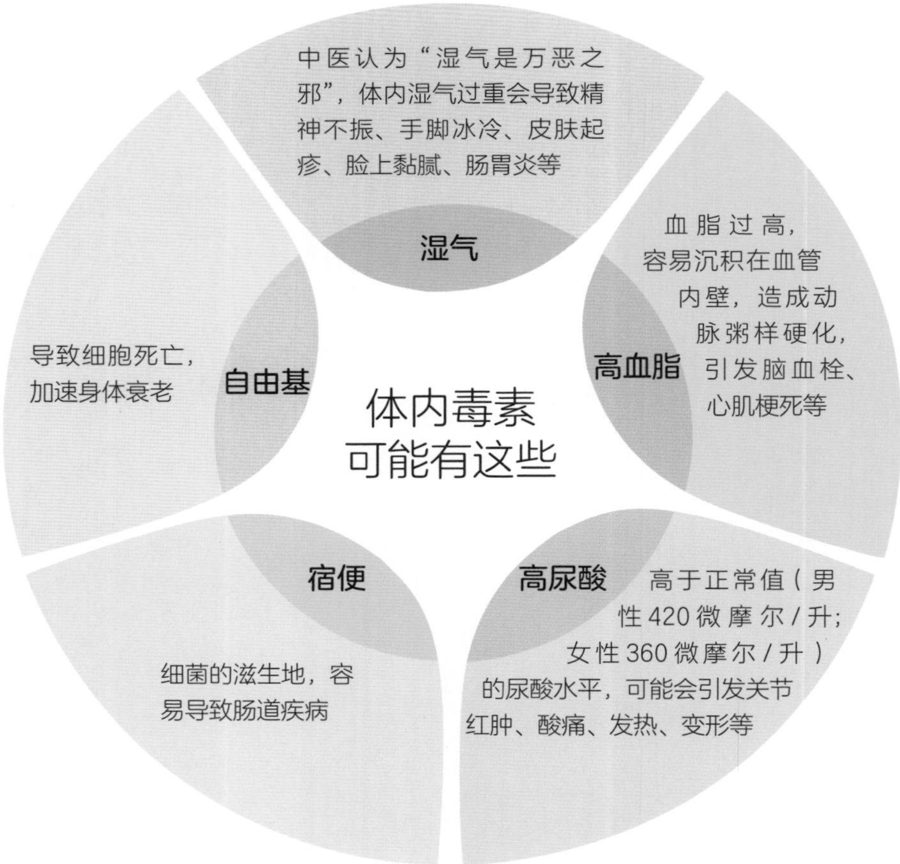

体内毒素可能有这些

湿气：中医认为“湿气是万恶之邪”，体内湿气过重会导致精神不振、手脚冰冷、皮肤起疹、脸上黏腻、肠胃炎等

高血脂：血脂过高，容易沉积在血管内壁，造成动脉粥样硬化，引发脑血栓、心肌梗死等

高尿酸：高于正常值（男性420微摩尔/升；女性360微摩尔/升）的尿酸水平，可能会引发关节红肿、酸痛、发热、变形等

宿便：细菌的滋生地，容易导致肠道疾病

自由基：导致细胞死亡，加速身体衰老

心肺小肠相协调

拇指末节桡侧是肺经循行之处，小指内外两侧端分别是心经和小肠经的循行部位。

左手拇指与右手小指同时弯曲活动，可增强心、肺、小肠功能。重复动作 15~30 次。

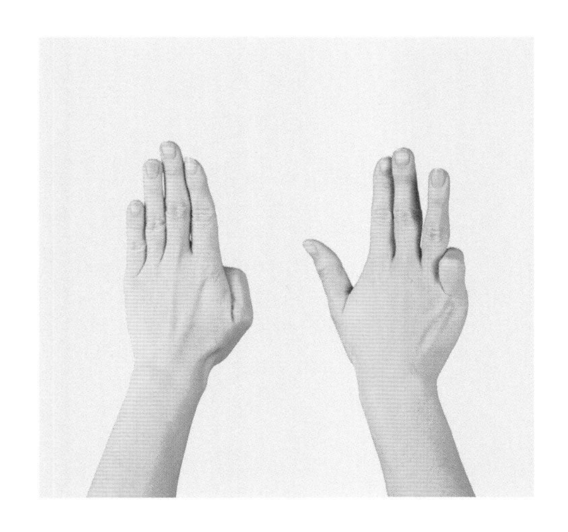

大肠三焦配合好

食指外侧是大肠经的循行部位，无名指外侧是三焦经的循行部位，大肠经主导人体消化排泄，三焦经有强健脾胃的功效。

左手食指与右手无名指同时弯曲活动，帮助提高消化功能。重复动作 15~30 次。

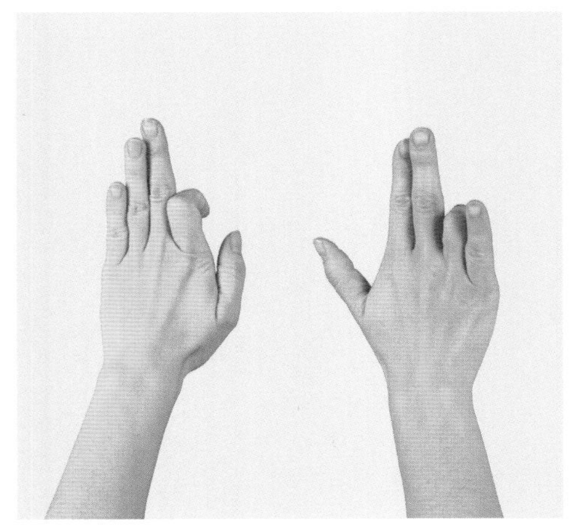

双手心包经协力

双手中指是心包经的循行部位。

双手中指同时弯曲活动，帮助防治心脑血管疾病。重复动作 15~30 次。

左右手对应手指交换，重复动作，加强练习功效。

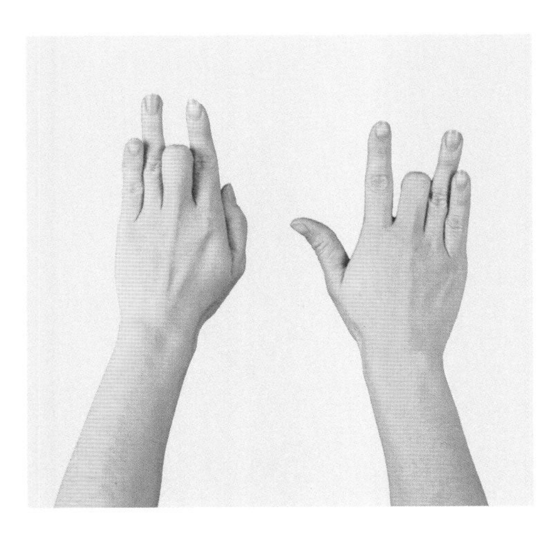

相对应的手指练习熟练后，可以一次性做连续动作，坚持锻炼，健脑益智又强身。跟着图中弯曲手指动作，重复练习 4~5 次。

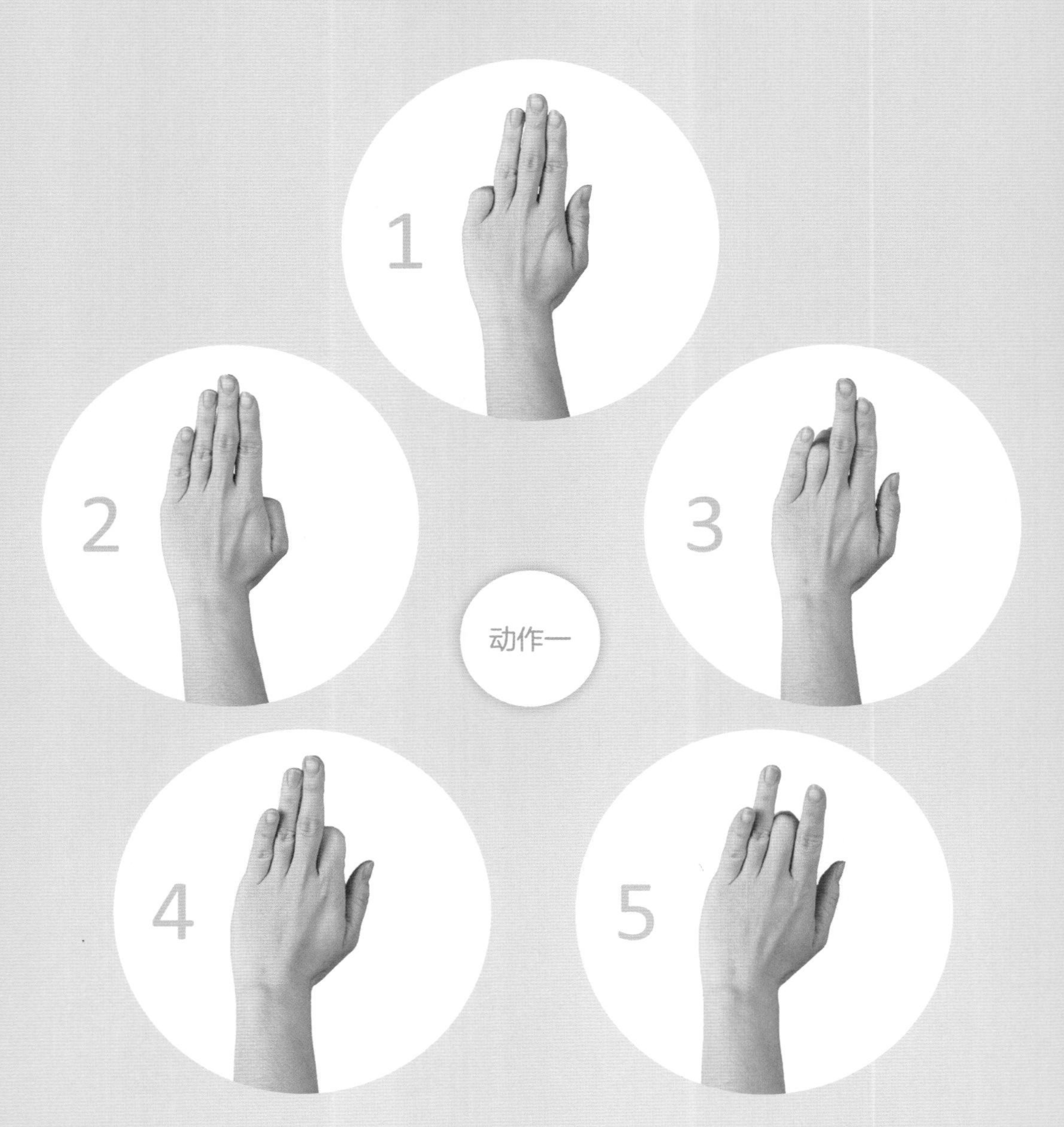

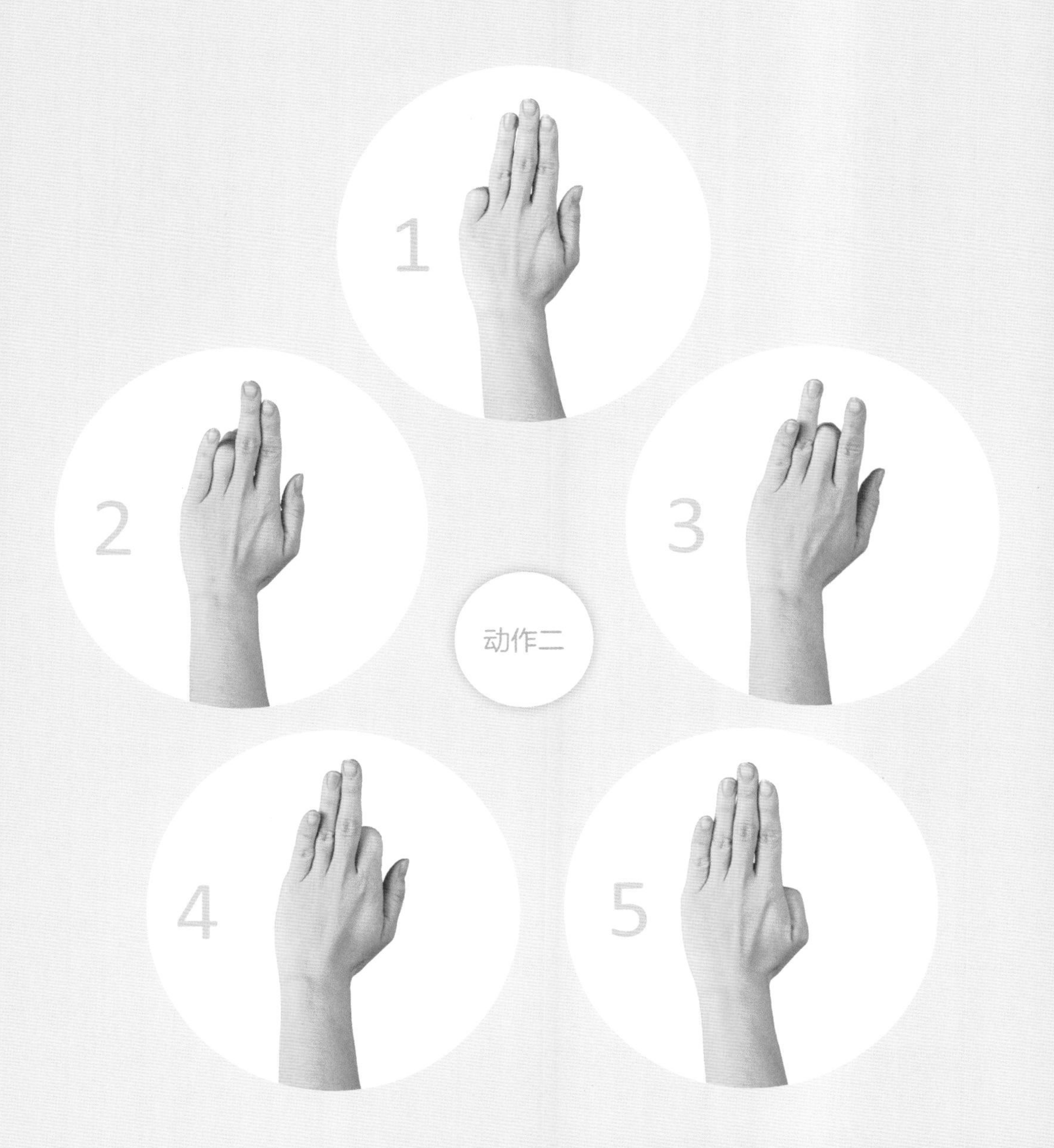
1
2
3
动作二
4
5

双手同指同步弯曲操，疏通经络，增强五脏功能

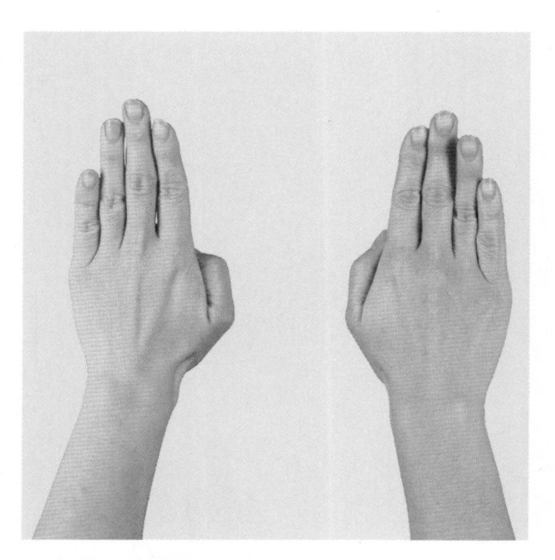

增强脾胃功能

双手同时弯曲活动拇指，重复动作15次，疏通脾经和肺经。

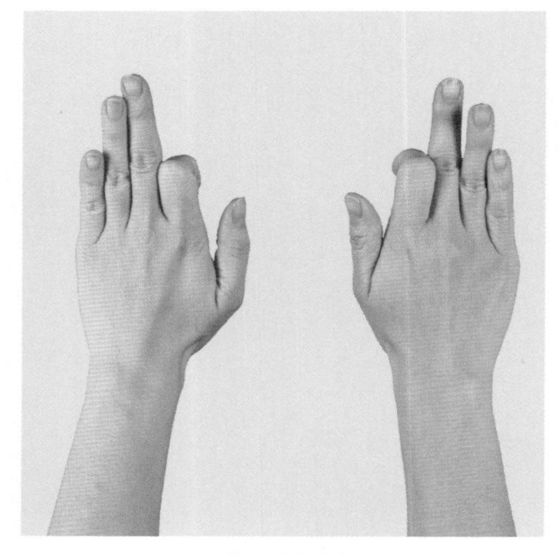

增强肝脏和肠胃功能

双手同时弯曲活动食指，重复动作15次，疏通大肠经。

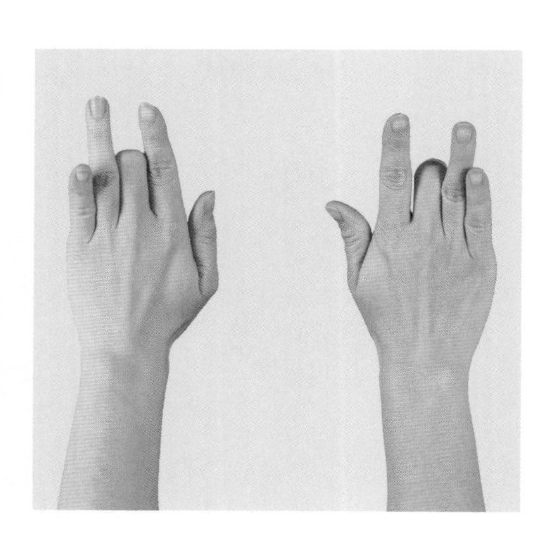

增强心肌力量

双手同时弯曲活动中指，重复动作15次，疏通心包经。

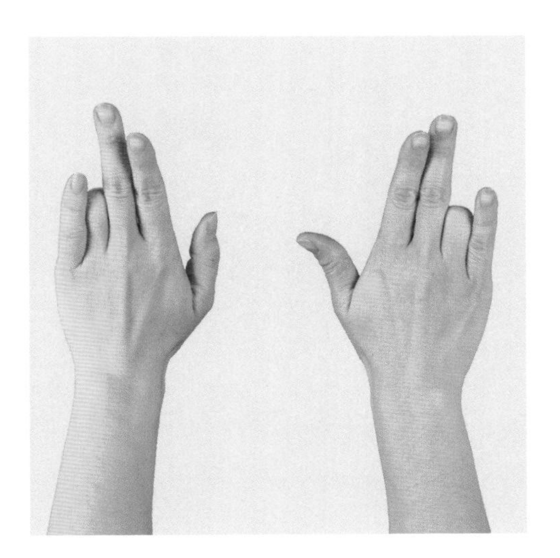

增大肺活量

双手同时弯曲活动无名指，重复动作 15 次，调理三焦。

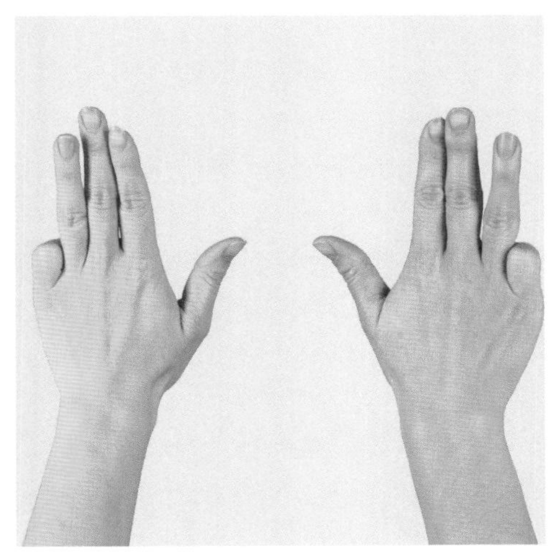

增强肾功能

双手同时弯曲活动小指，重复动作 15 次，疏通心经、小肠经。

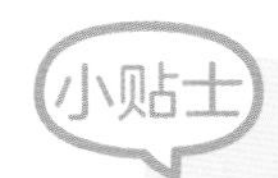

三焦

三焦是中医藏象学说中一个特有名词，六腑之一，位于躯干和脏腑之间的空腔，包含胸腔和腹腔，五脏皆分布于三焦之中。三焦不畅则气滞血阻，脏腑出现病症，固有“善治三焦者可愈百病”之说。通调三焦使气血通畅，增强身体抵抗疾病的能力。 手少阳三焦经自无名指尺侧端起始，行走于上肢，内属于三焦。因此活动无名指，有助于调理三焦。

以拇指为主，带动其他手指组成“C”形。双手配合，重复练习 8~10 次。

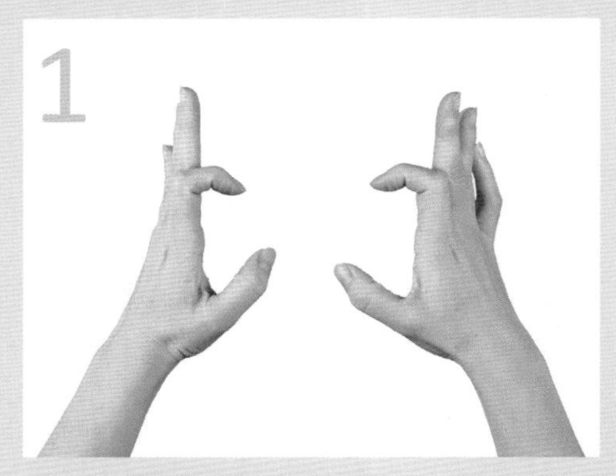

拇指带动食指弯曲呈“C”形，调动高级神经

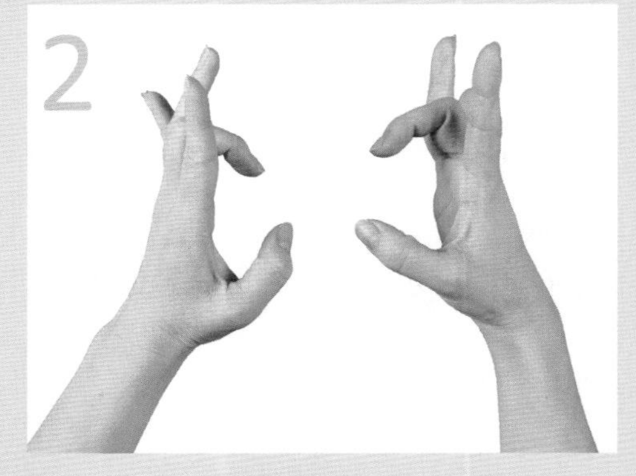

拇指带动中指弯曲呈“C”形，增强心肺功能

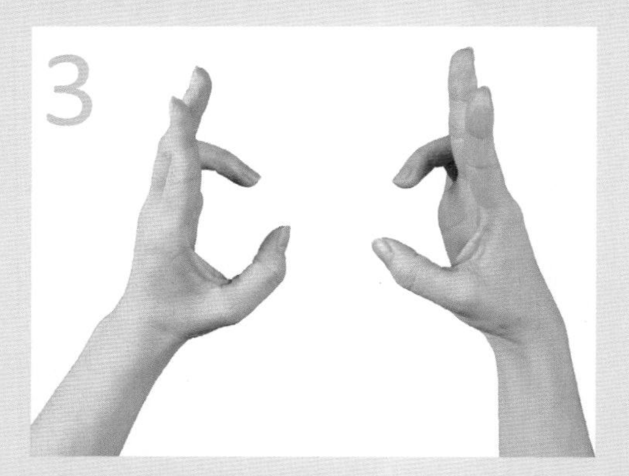

拇指带动无名指弯曲呈“C”形，大脑协调腑脏功能

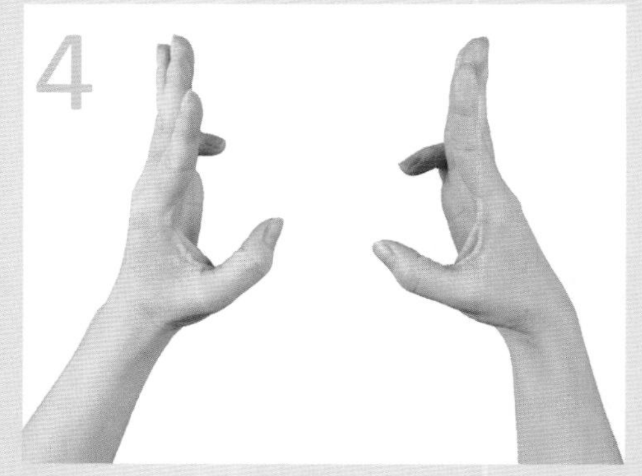

拇指带动小指弯曲呈“C”形，健脑强身助长寿

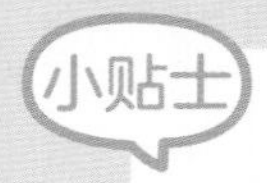

所谓“带动”，就是先弯曲一根手指，紧跟着弯曲另一根手指。

以食指为主，带动其他手指活动。双手配合，重复练习8~10 次。

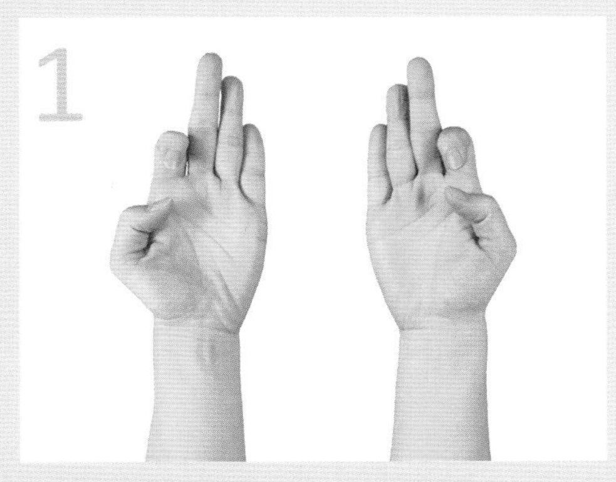

食指带动拇指弯曲运动，防治肠胃病

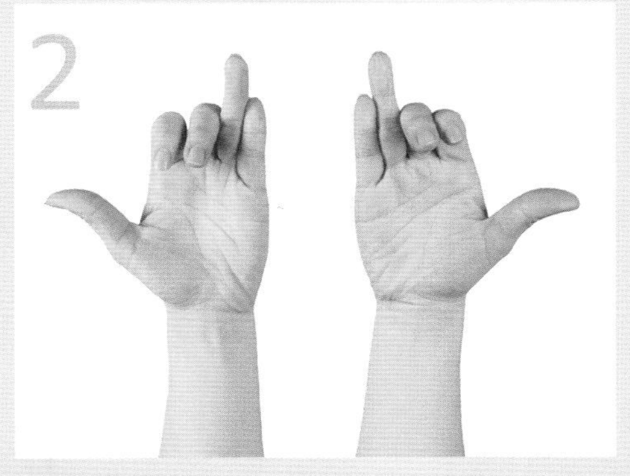

食指带动中指弯曲运动，养护心脏防疾病

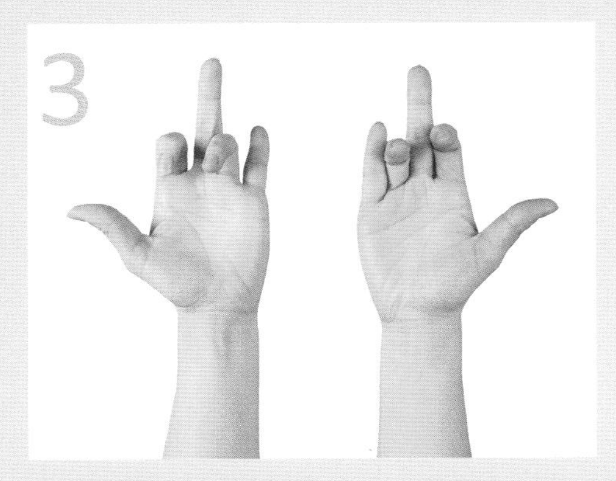

食指带动无名指弯曲运动，调理三焦增强肝功能

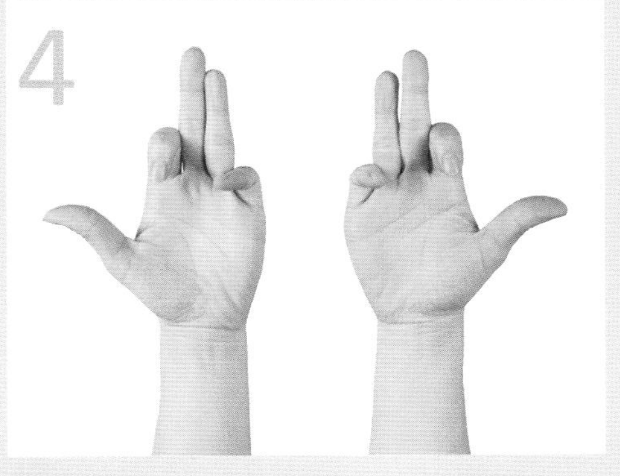

食指带动小指弯曲运动，预防肾脏疾病

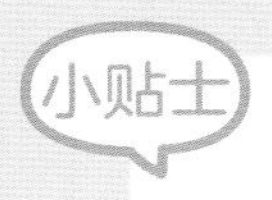

不弯曲的手指，尽量保持固定不动。

以中指为主，带动其他手指活动。双手配合，重复练习8~10 次。

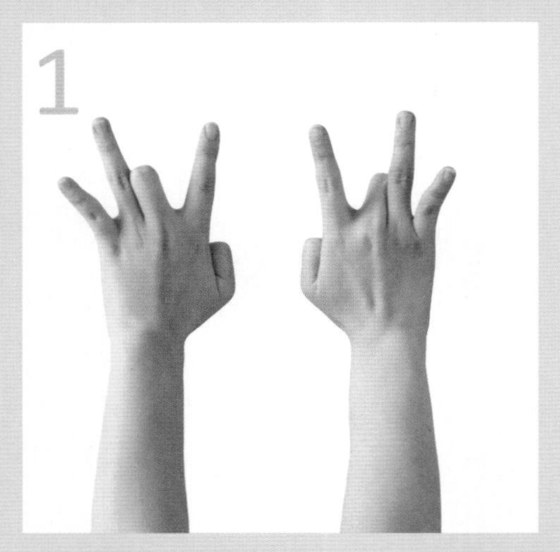

中指带动拇指弯曲运动，增强心肺功能

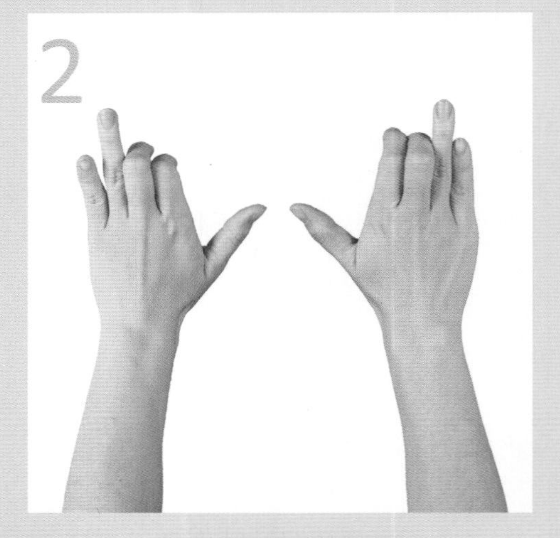

中指带动食指弯曲运动，调理肠胃

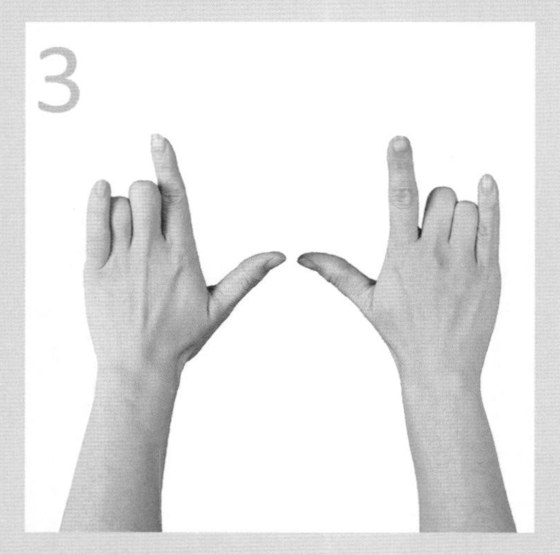

中指带动无名指弯曲运动，防治冠心病

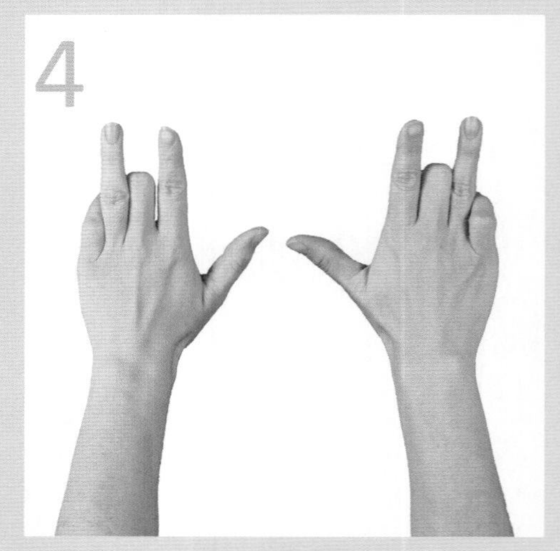

中指带动小指弯曲运动，防头痛

以无名指为主，带动其他手指活动。双手配合，重复练习 8~10 次。

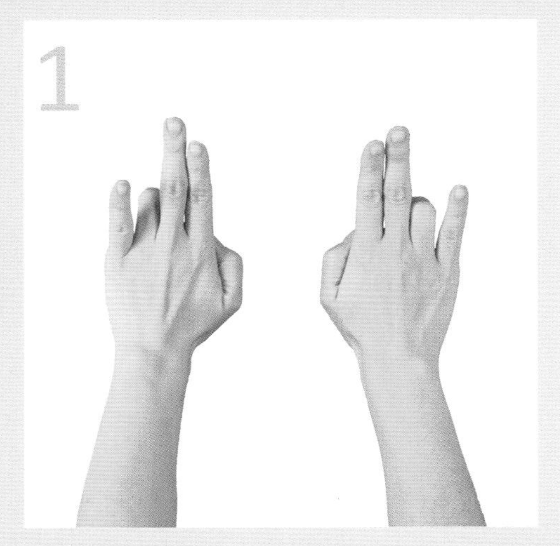

无名指带动拇指弯曲运动，防治咳嗽、气喘、肺胀满

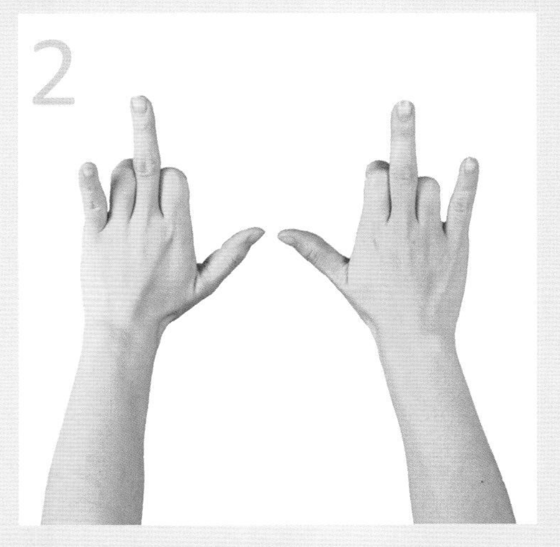

无名指带动食指弯曲运动，醒脑、养肠胃

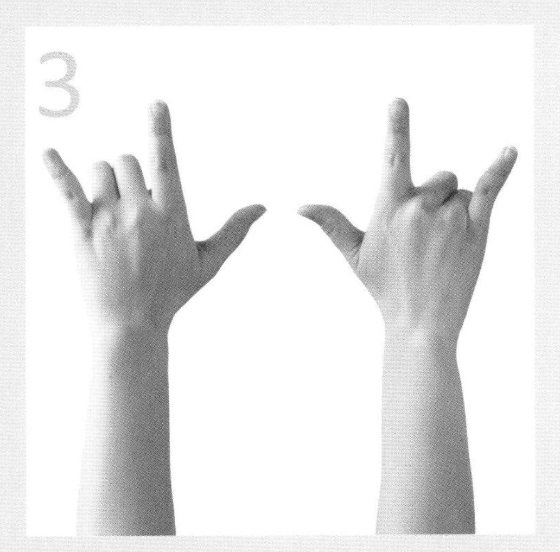

无名指带动中指弯曲运动，预防心脏疾病

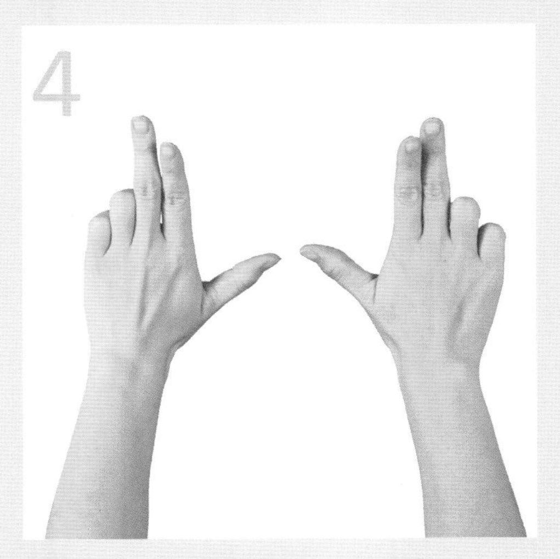

无名指带动小指弯曲运动，增强体质

以小指为主，带动其他手指活动。双手配合，重复练习8~10次。

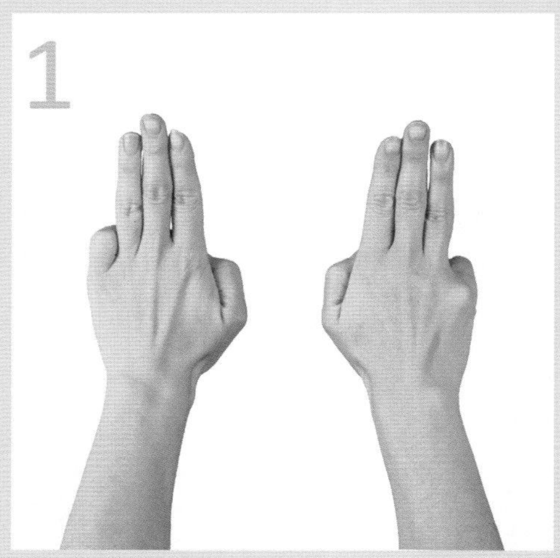

小指带动拇指弯曲运动，防治肠胃病

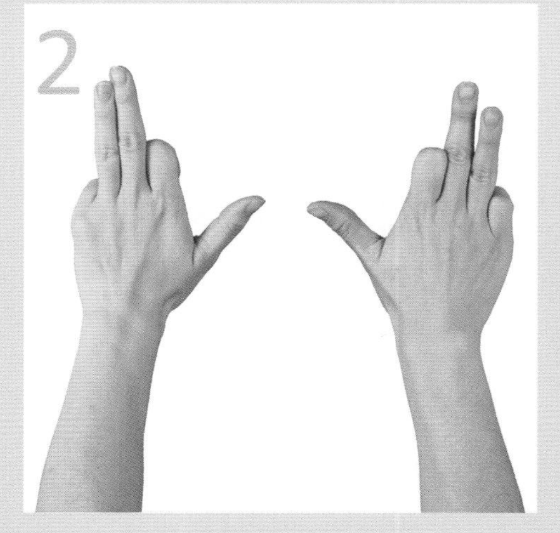

小指带动食指弯曲运动，调理大肠经，增强肝功能

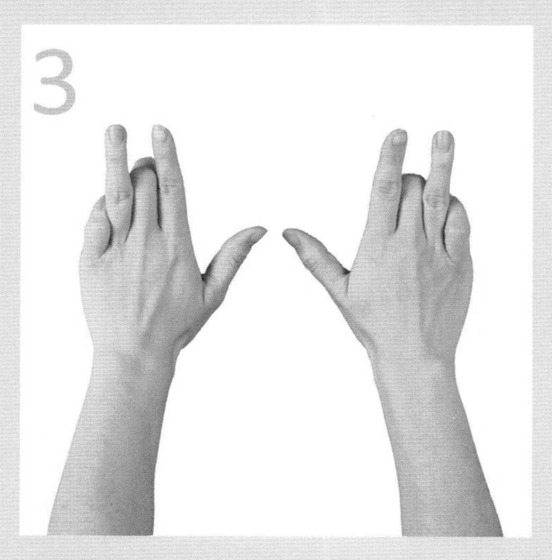

小指带动中指弯曲运动，预防心脏疾病

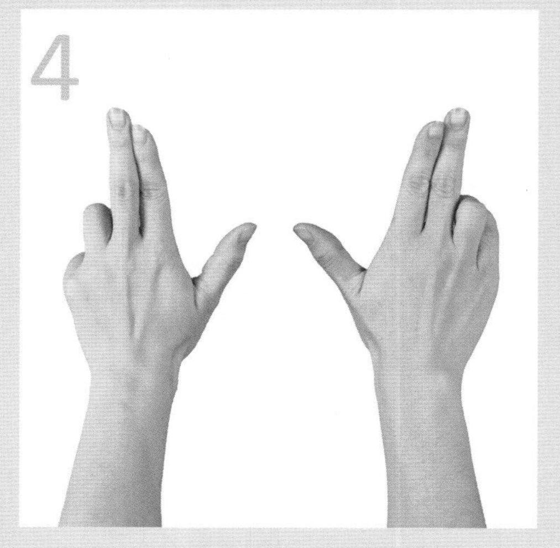

小指带动无名指弯曲运动，养肾强肾

手指节日操：增强内脏器官血液供给，输送营养滋养五脏

身体摄取的营养物质靠血液输送到五脏器官，气血通畅，血液供给丰富，五脏功能才能强健。用手指来表达节假日期，更能锻炼手指的柔韧、灵活性，更好地舒经活络，促进血液循环。练习手指节日操时，动作由慢到快，动作越快效果越佳。

三八妇女节

右手伸展小指、无名指和中指表示“三”，左手伸展拇指和食指表示“八”。同时在心里跟着动作默念“三八妇女节”。

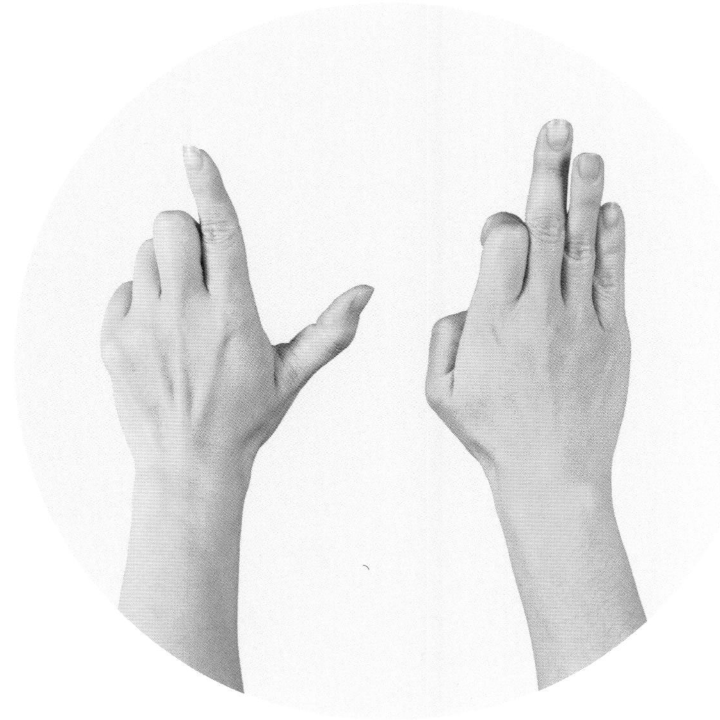

动作指导

最初练习时双手掌心朝外、朝内、朝上、朝下皆可。动作熟练后双手掌心可变换不同方向。

扫一扫，看视频

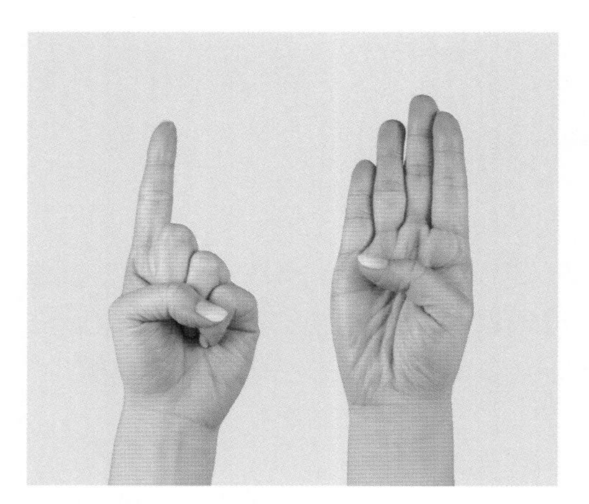

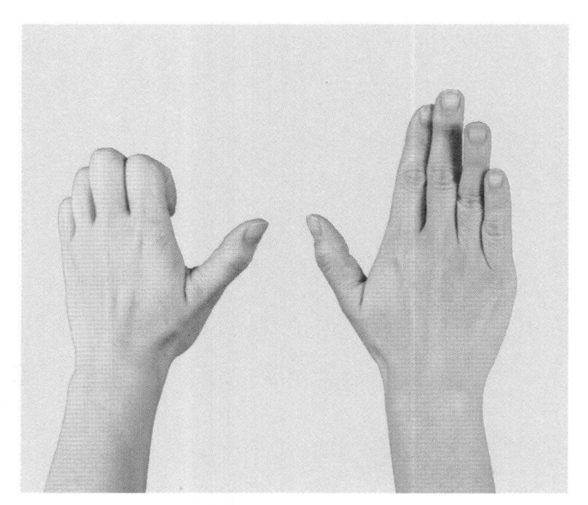

四月一日愚人节

右手四指并拢伸展表示“四”；左手食指伸展，其余四指弯曲并拢表示“一”。同时在心里跟着动作默念“四月一日愚人节”。

五一劳动节

右手五指并拢伸展表示“五”；左手拇指伸展，其余四指弯曲并拢表示“一”。同时在心里跟着动作默念“五一劳动节”。

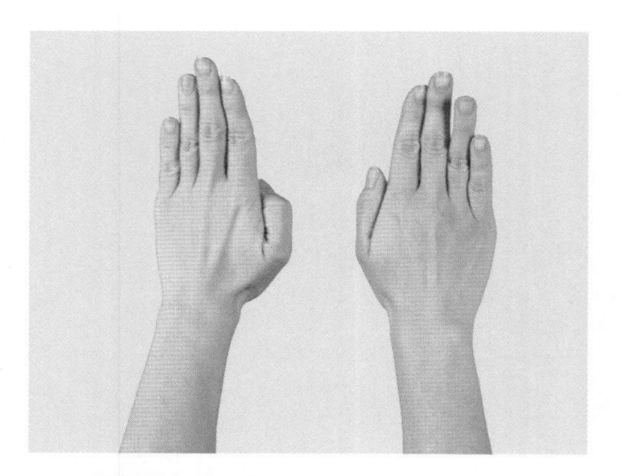

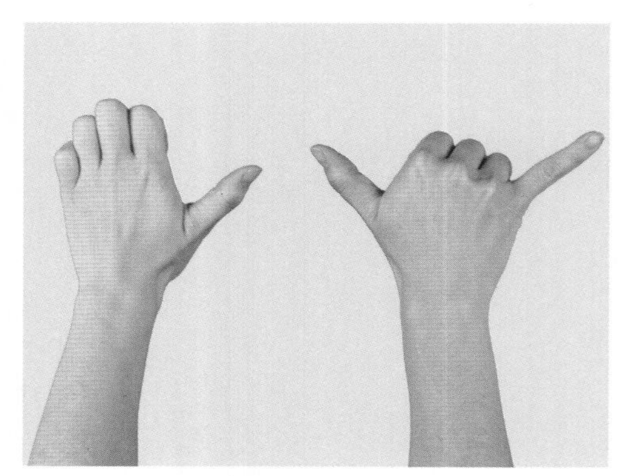

五四青年节

右手五指并拢伸展表示“五”；左手拇指弯曲，其余四指并拢伸展表示“四”。同时在心里跟着动作默念“五四青年节”。

六一儿童节

右手伸展拇指和小指表示“六”，左手伸展拇指表示“一”。同时在心里跟着动作默念“六一儿童节”。

左右手可以交换数字，重复练习。

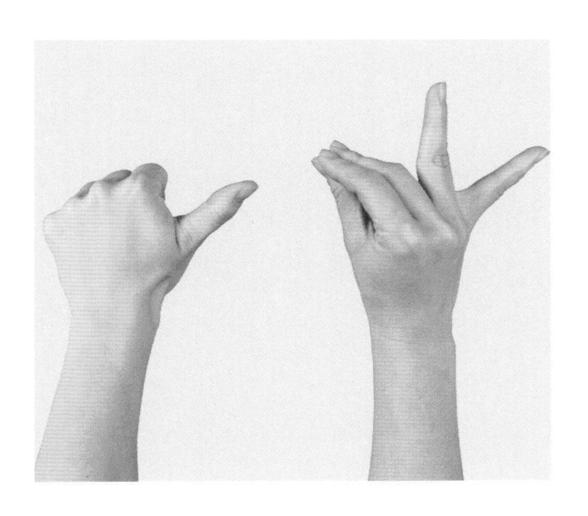

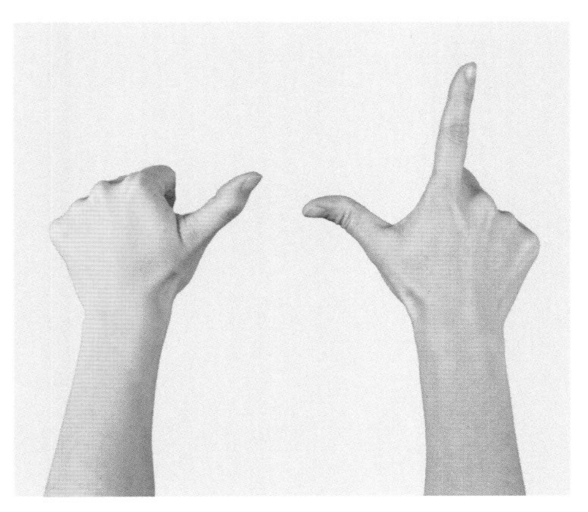

七一党的生日

右手拇指、食指、中指捏在一起，伸展无名指和小指表示“七”；左手伸展拇指表示“一”。同时在心里跟着动作默念“七一党的生日”。

八一建军节

右手伸展拇指和食指表示“八”，左手伸展拇指表示“一”。同时在心里跟着动作默念“八一建军节”。

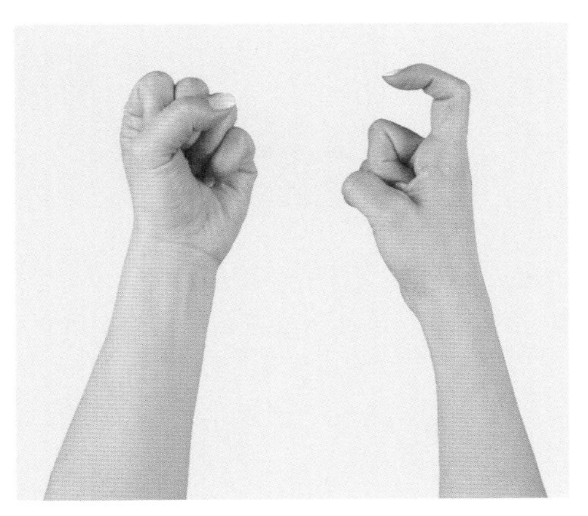

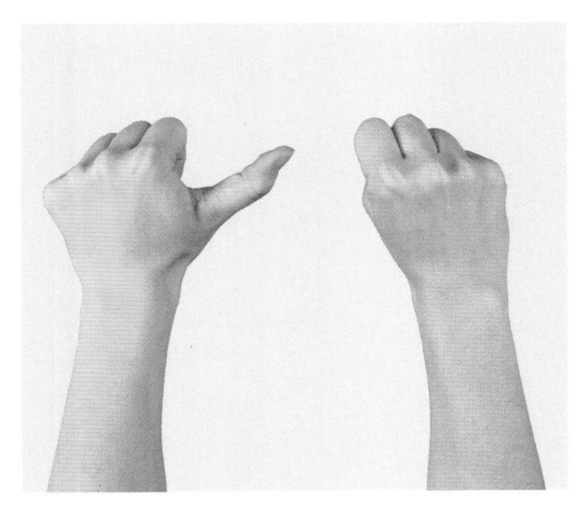

九月十日教师节

右手食指弯曲表示“九”，左手轻握拳表示“十”。同时在心里跟着动作默念“九月十日教师节”。

十一国庆节

右手五指轻握拳表示“十”，左手伸展拇指表示“一”。同时在心里跟着动作默念“十一国庆节”。

上面练习的都是一手表示一个数字的动作，熟练后可以增加手指与大脑思维的配合速度，用一只手表示两个数字。

二月十四
情人节

左手食指和中指伸直表示“二”，左手先轻握拳表示“十”，紧接着四指并拢伸直表示“四”。同时在心里跟着动作默念“二月十四情人节”。

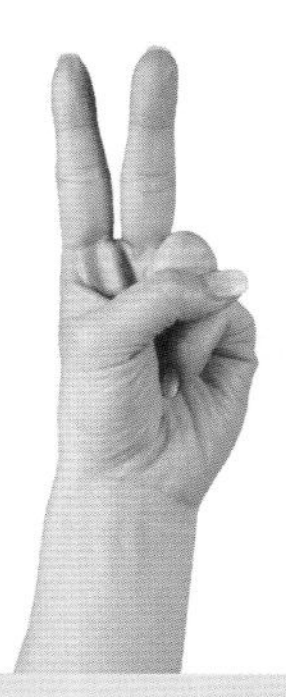
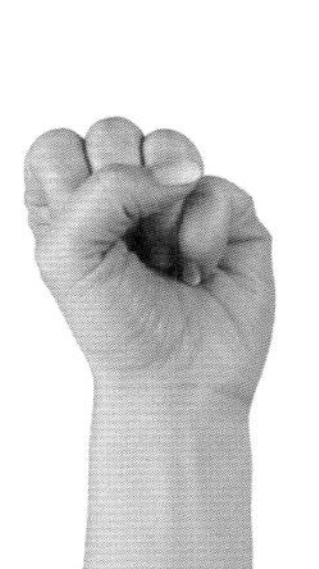
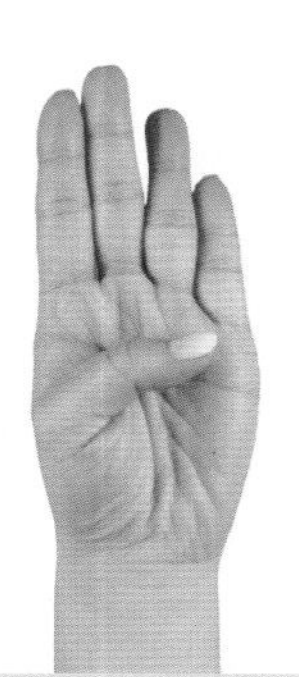

三月十二
植树节

左手中指、无名指和小指伸直表示“三”，左手先轻握拳表示“十”，紧接着食指和中指并拢伸直表示“二”。同时在心里跟着动作默念“三月十二植树节”。

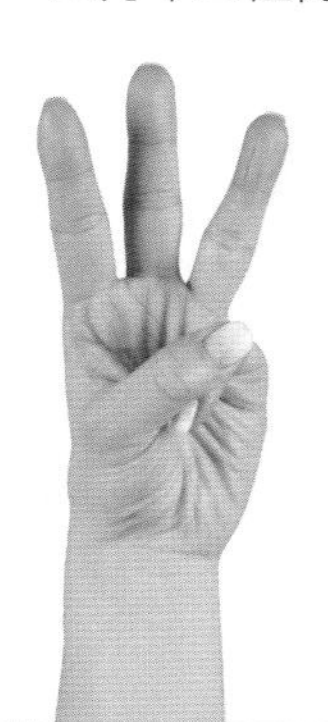
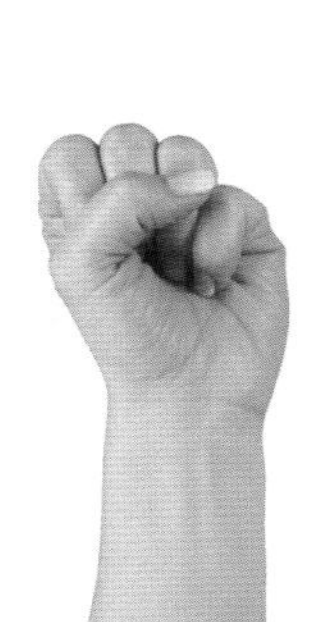
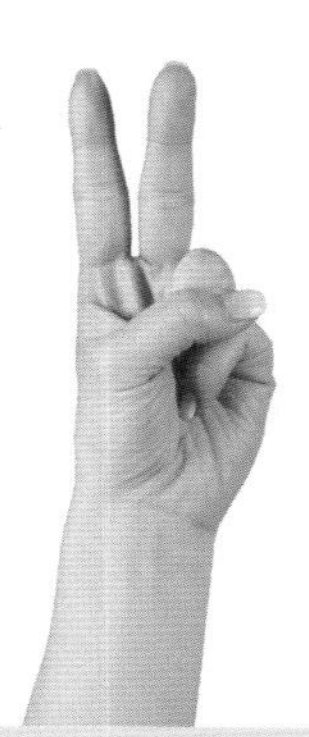

十二月二十五圣诞节

左手先轻握拳表示“十”，紧接着食指和中指伸直表示“二”。右手先伸直食指和中指表示“二”，然后弯曲轻握拳表示“十”，紧接着五指伸直表示“五”。同时在心里跟着动作默念“十二月二十五圣诞节”。

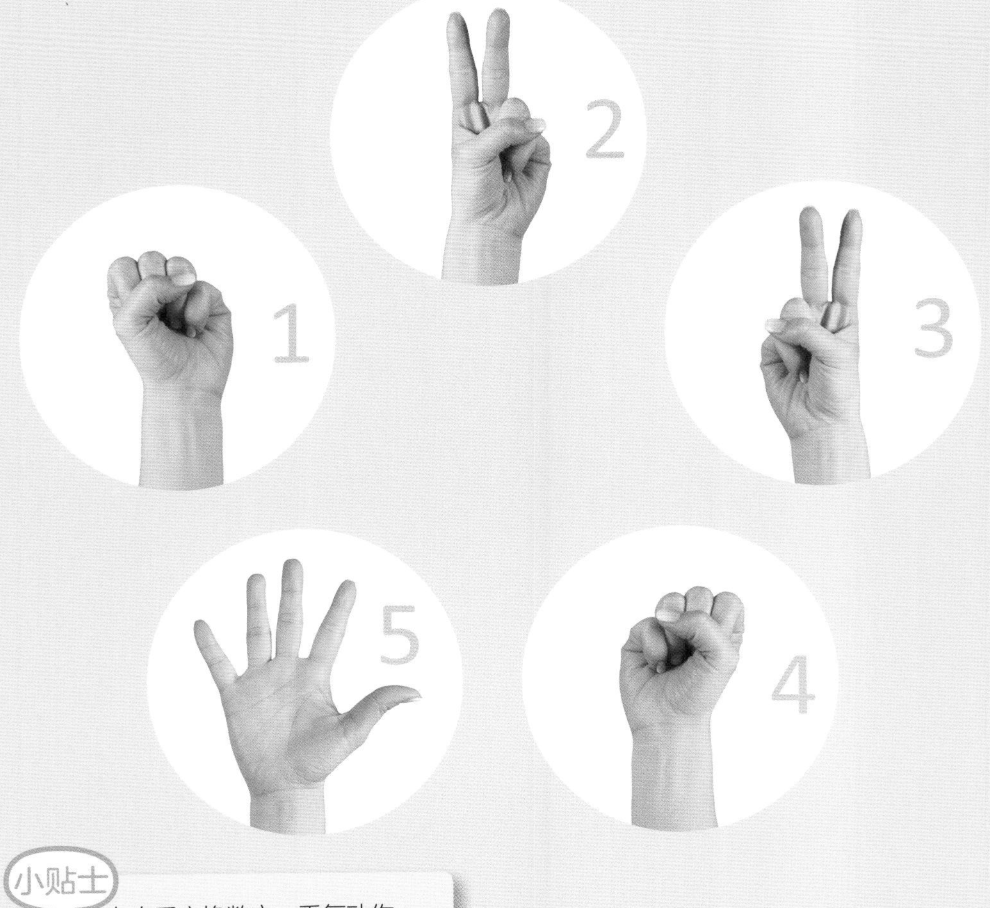

小贴士

左右手交换数字，重复动作。

UP
升级
练习

二十四节气手指操

经过前面的练习，已经能掌握用手指动作表现节日的规律。因此，可以将手、脑配合默契度再升高一级——二十四节气手指操。

第一步：一边看书一边跟着做手指动作。

第二步：默记二十四节气歌及对应日期。

第三步：一边大声背诵节气歌一边做手指操。

俗话说刀子越用越锋利，同样大脑也是越用越年轻。记忆力好是大脑保持年轻态的表现，通过背诵二十四节气歌配合手指操，让大脑思维更活跃，增强记忆力。

1 立春 二月二

2 雨水 二月十八

3 惊蛰 三月五

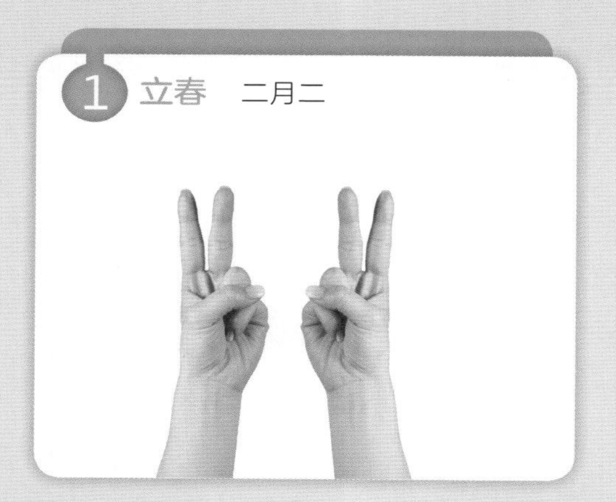

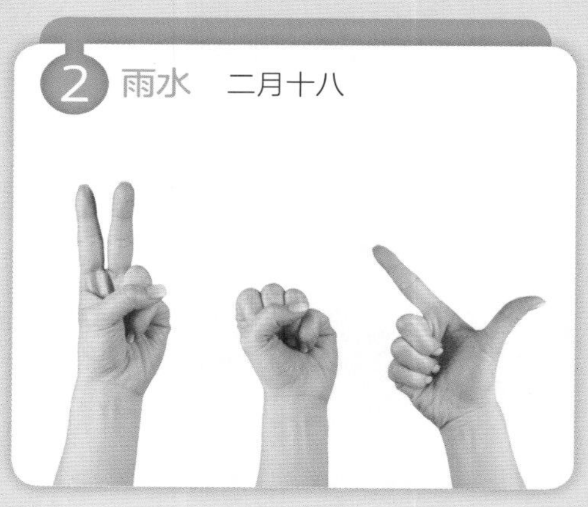

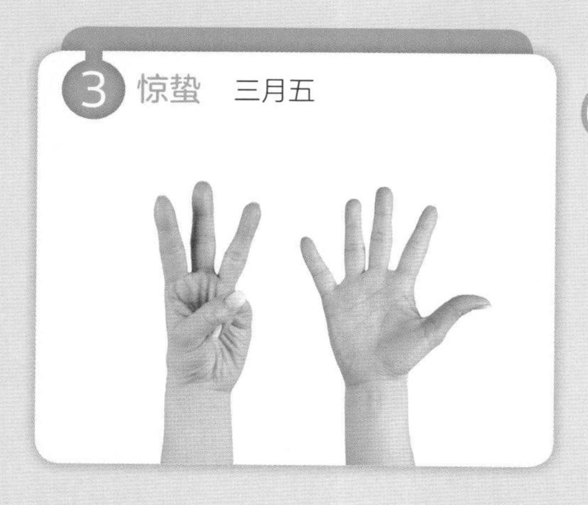

小贴士

二十四节气是中国古代订立的一种用来指导农事的补充历法，由于中国农历是一种“阴阳合历”，因此节气在现行公历中日期并不是完全固定在某一天，前后相差1～2天。所以，为了方便做手指操，只选了固定的一天。

4 春分 三月二十

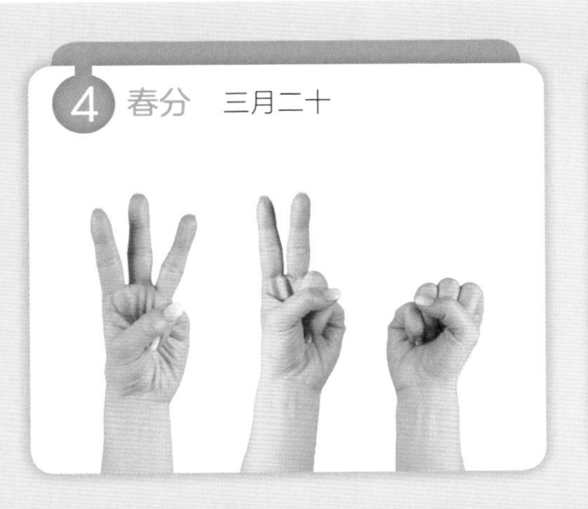

5 清明 四月六

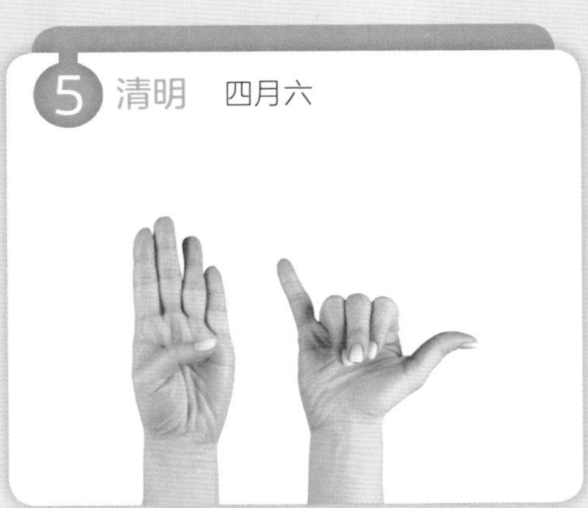

6 谷雨 四月十九

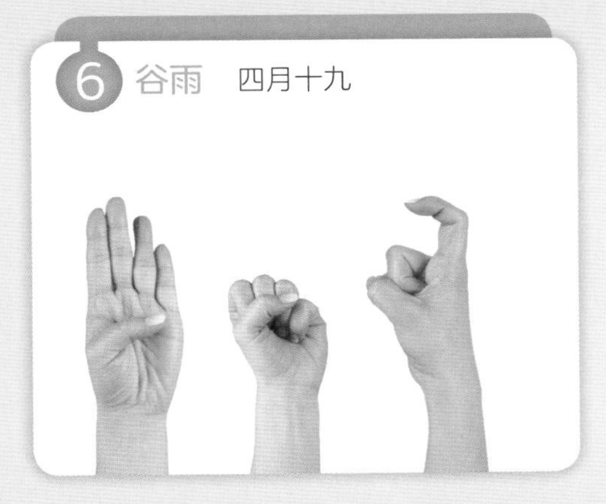

7 立夏 五月六

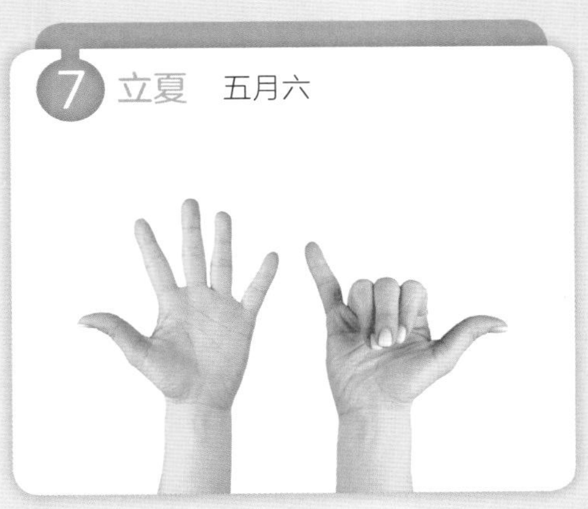

8 小满 五月二十一

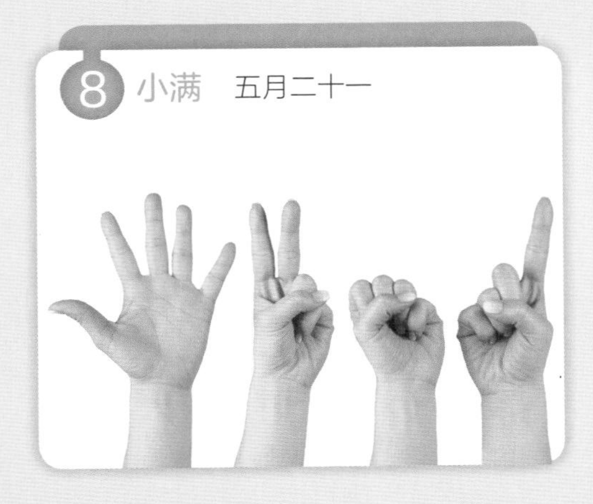

9 芒种 六月五

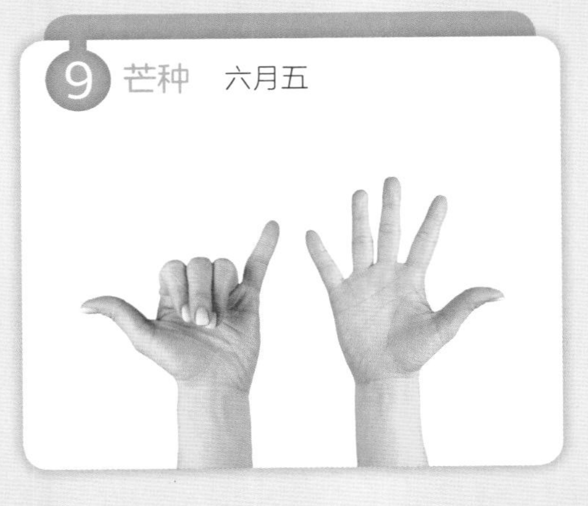

10 夏至　六月二十一

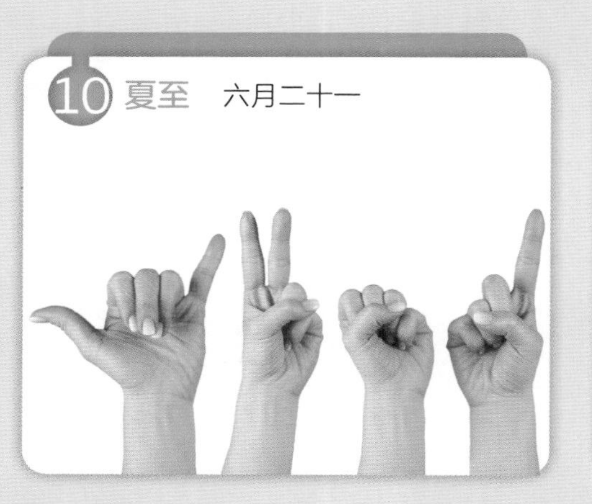

11 小暑　七月六

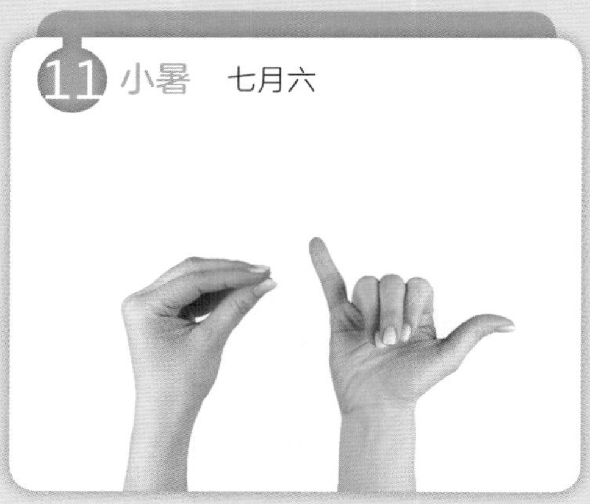

12 大暑　七月二十四

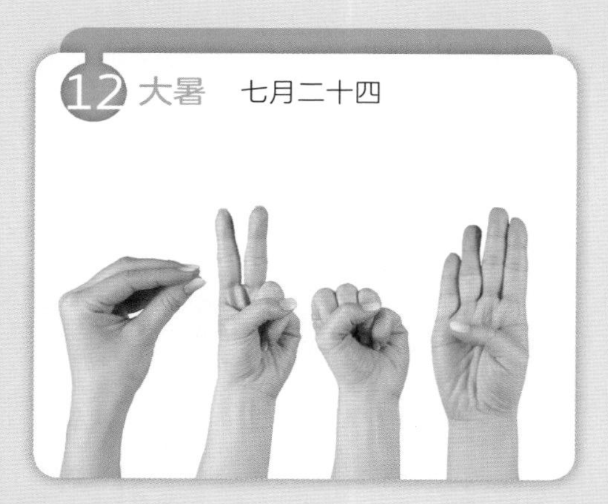

13 立秋　八月七

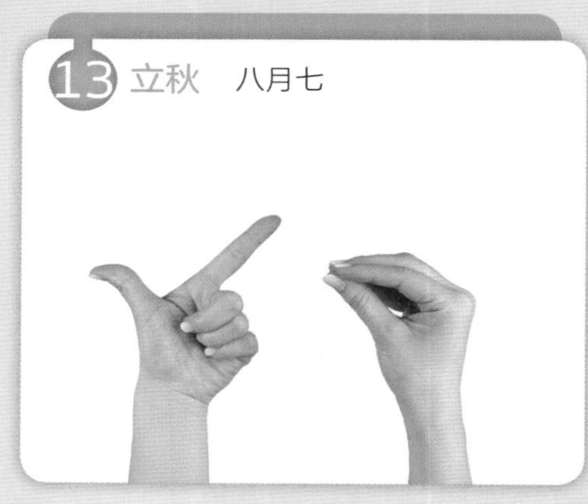

14 处暑　八月二十四

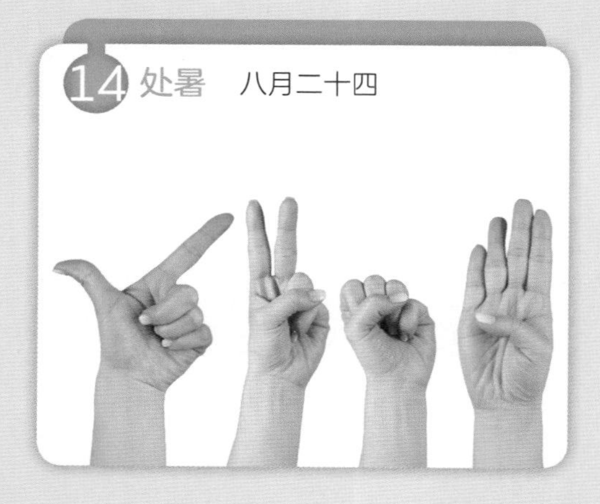

15 白露　九月七

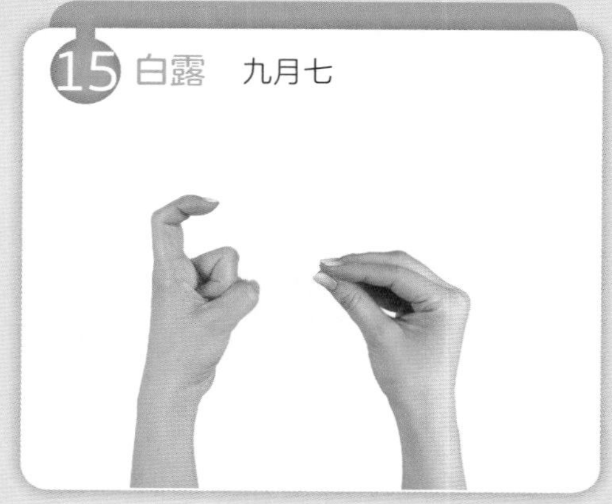

16 秋分　九月二十二

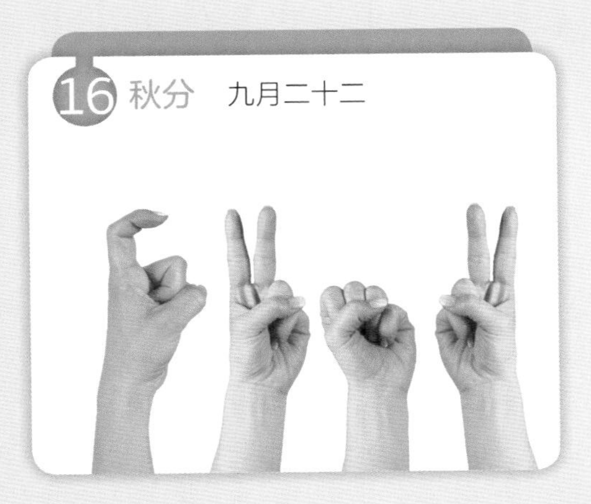

17 寒露　十月八

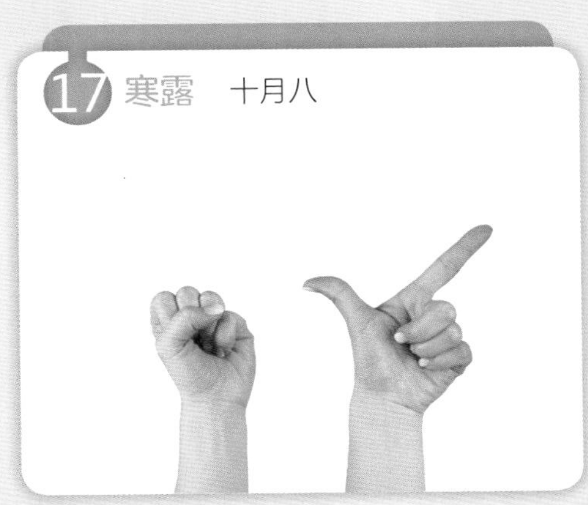

18 霜降　十月二十三

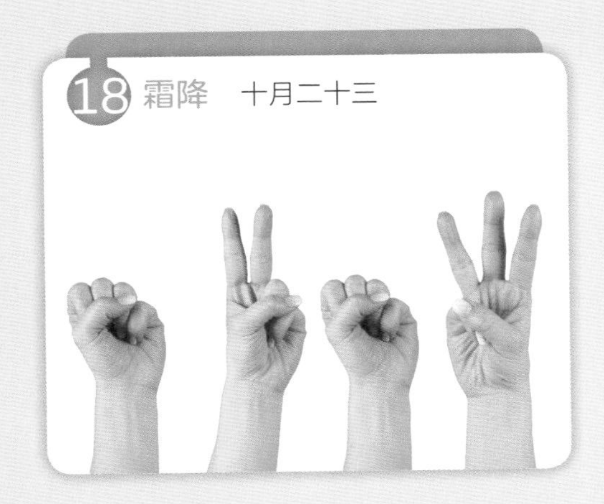

19 立冬　十一月七

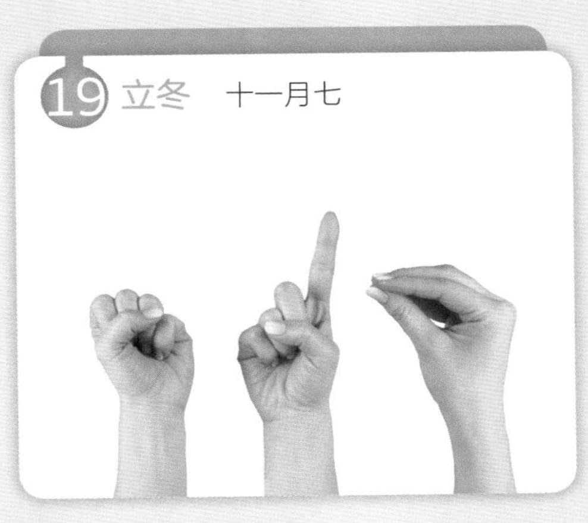

20 小雪　十一月二十三

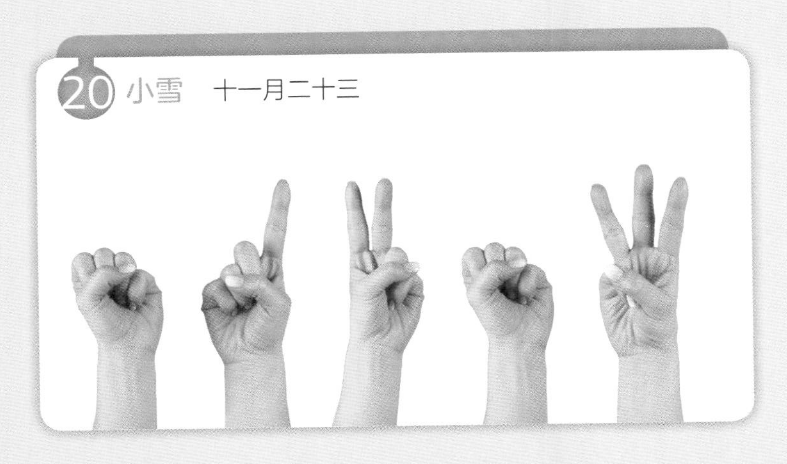

21 大雪　十二月六

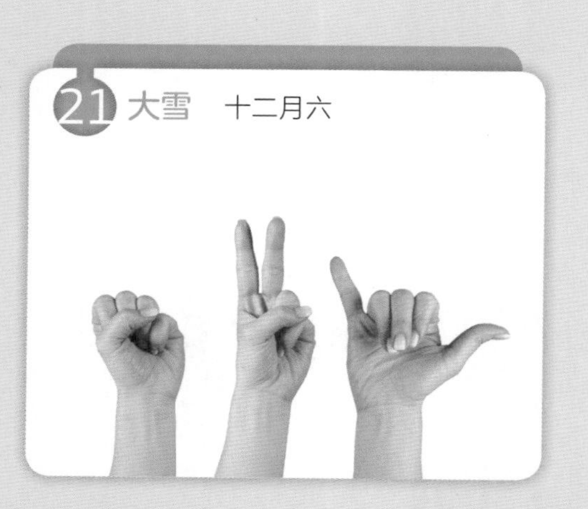

小贴士

二十四节气歌

春雨惊春清谷天
夏满芒夏暑相连
秋处露秋寒霜降
冬雪雪冬小大寒
上半年是六廿一
下半年来八廿三
每月两节日期定
最多相差一二天

22 冬至　十二月二十一

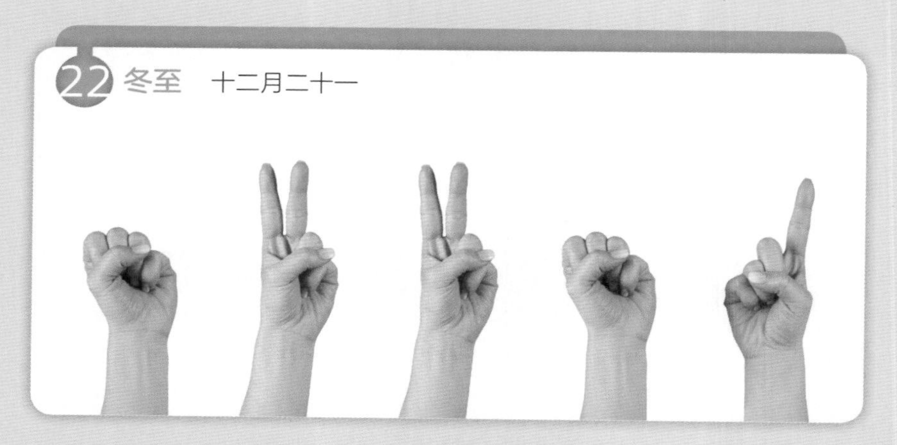

23 小寒　一月七

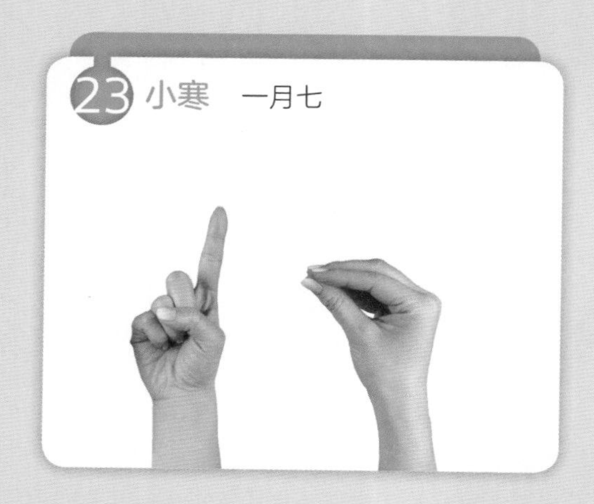

24 大寒　一月二十

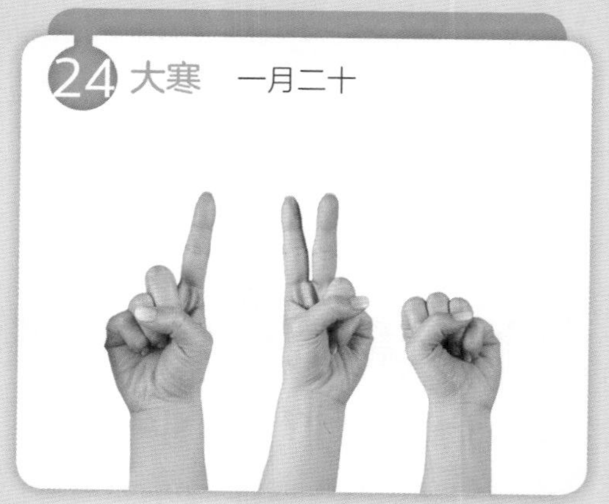

第四章

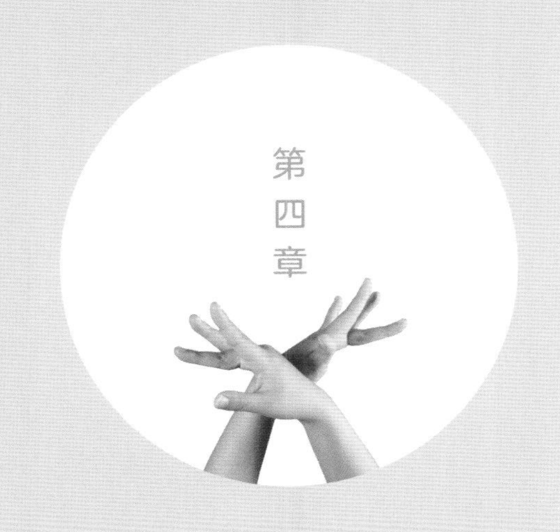

日常保健手指操
翘翘手指不让亚健康盯上你

食欲缺乏

“食欲”是一种正常的想要进食的生理需求，一旦这种需求减弱，甚至消失，就称为食欲缺乏，严重者称为厌食。如今生活节奏快，工作压力大，过度的体力或脑力劳动，又缺乏良好的运动习惯，很容易引起胃肠道功能失调，导致食欲缺乏。

所以，日常要养成良好的生活习惯，同时通过锻炼手指操舒筋通络，预防和改善食欲缺乏。

手指揉捏操，帮助打开胃口

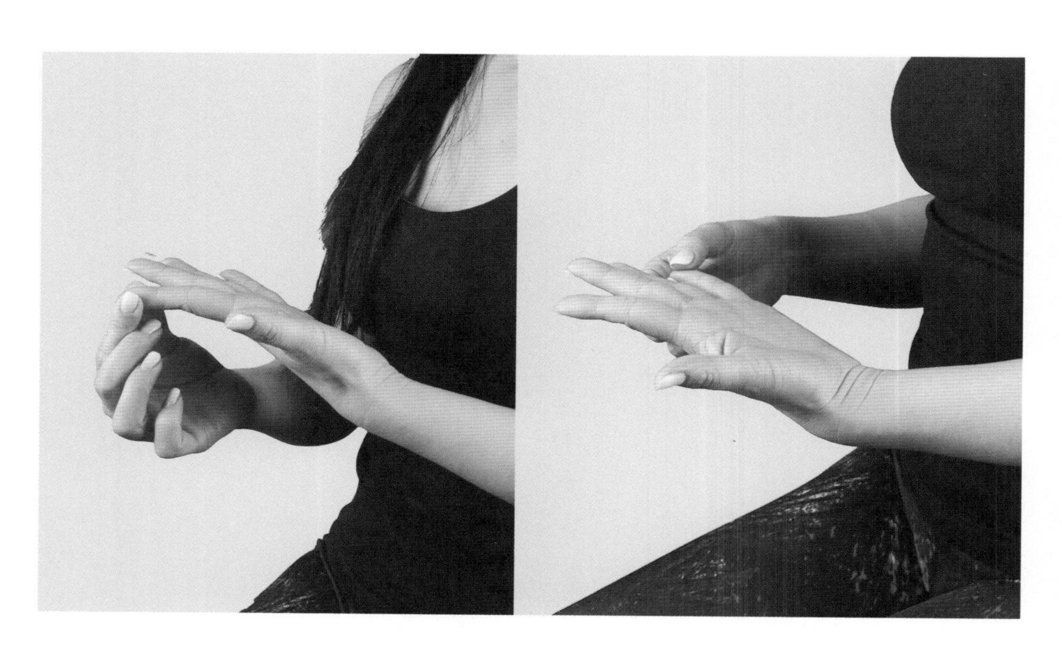

1 用右手拇指和食指揉捏左手食指第一节，然后再揉捏左手小指第一节。

扫一扫，看视频

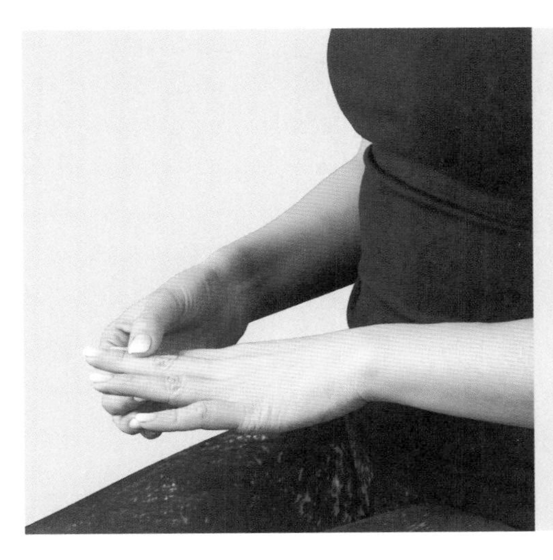

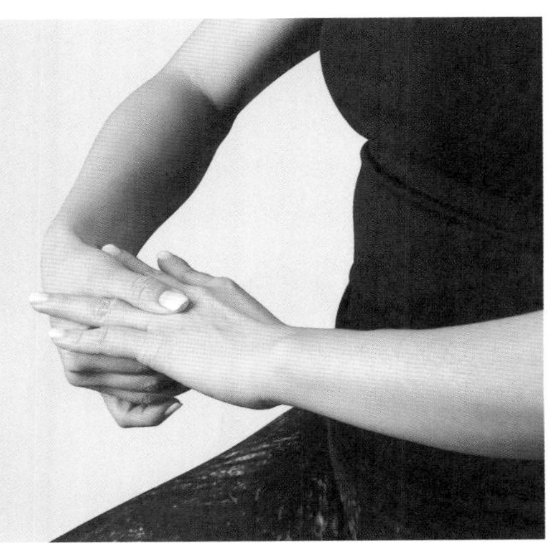

2 用右手拇指和食指揉捏左手中指第二节，然后再揉捏中指与无名指的指缝中间。

功效 促进身体血液循环，保持新陈代谢平衡，舒筋通络，改善食欲缺乏。

饮食调养

食欲缺乏，没有了胃口，营养得不到保证，健康也就无从谈起了。为此，就需要在“吃”上下功夫，打开胃口，找回健康。

✓ 可以经常吃蒸山药

山药富含多种维生素、氨基酸和矿物质，蒸吃、煮吃都容易消化吸收，因此食欲缺乏的人可以经常蒸山药吃，比如蒸米饭的时候放一段山药，或者直接隔水蒸，简单而有营养。

✗ 食欲缺乏时吃甜食和难消化的食物

葡萄、香蕉、荔枝等水果因含糖量较高，会降低食欲，故在食用时要适当控制。此外，奶油类、碳酸饮料也要加以控制。少吃油炸食品，因为油炸食品会损失大量营养物质，且不利于消化。

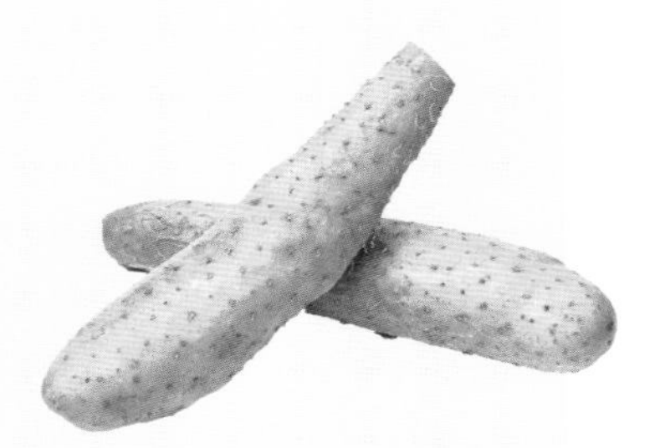

当人体受到湿邪侵犯时，脾气就会失运，出现胸闷不舒、食欲缺乏等症状。此时既要祛湿，还要健脾，山药便可健脾、开胃。

弹弹手指操，调和脾胃

双手掌心朝外，五指张开，用拇指压住食指用力弹开，借力张开五指。然后依次用力弹中指、无名指、小指，再从小指弹回来。

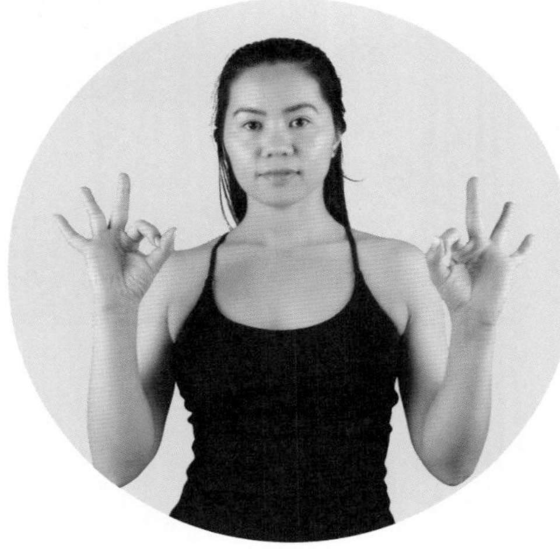

小贴士

弹手指时最好能用力弹出声音，这样效果更佳。

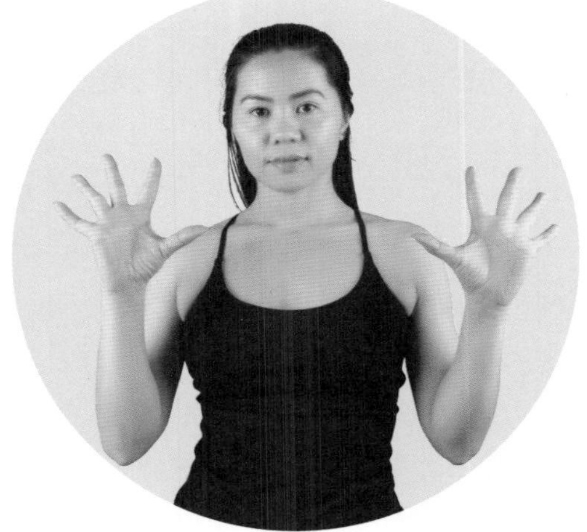

功效 增强脾胃功能，让摄取的食物里的营养得到充分转化吸收。

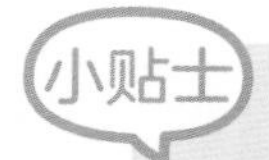

情绪低落也可能会引起食欲缺乏，此类厌食可通过小偏方来帮助改善。可用 3 克西洋参泡水饮或口含，或用制附子 10 克炖肉吃（制附子用纱布包好，先煮 1 小时，加肉再煮 1 小时，吃肉喝汤）。对亢奋型的厌食，可用 5 克桑叶或竹叶、2 克黄连泡水喝，也可用 3~5 克大黄、栀子或 10 克丹皮煎水喝。

视觉疲劳

电视、电脑、智能手机、iPad 的普及应用，给人们的生活带来了便利和乐趣，同时也让眼睛超负荷工作，出现眼睛干涩、发痒、见光流泪、眼球胀痛等疲劳症状。

如果经常双眼疲劳，不妨做一套小指舒展操，帮助缓解因工作劳累或不正确用眼引起的视觉疲劳。

小指舒展操，缓解视觉疲劳

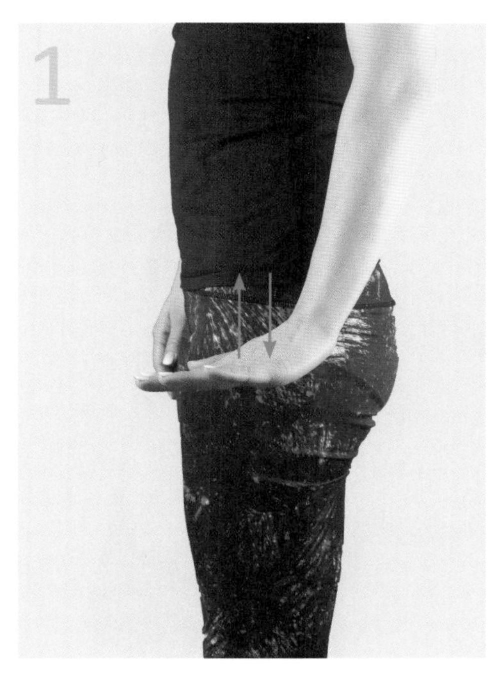

掌心朝下，五指并拢向前放在体侧，两小指先上翘、再下压，重复 30 次。同时，眼球随着小指的上翘下压而做上下运动

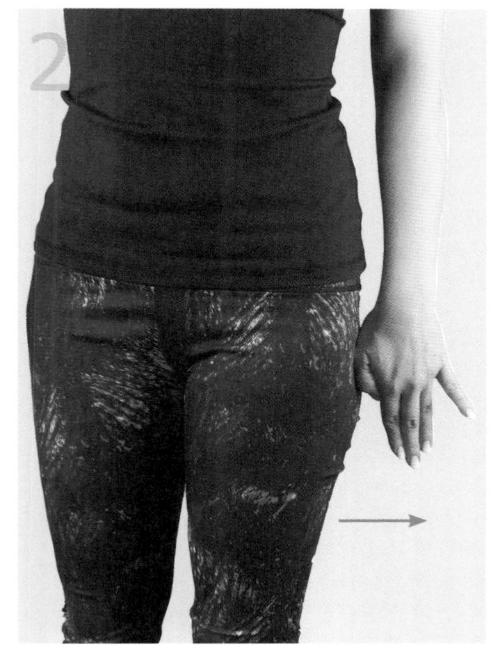

掌心朝后，五指并拢自然放在身体两侧，两小指先外后内横向运动，重复 30 次。同时，眼球随着小指的动作而做左右运动

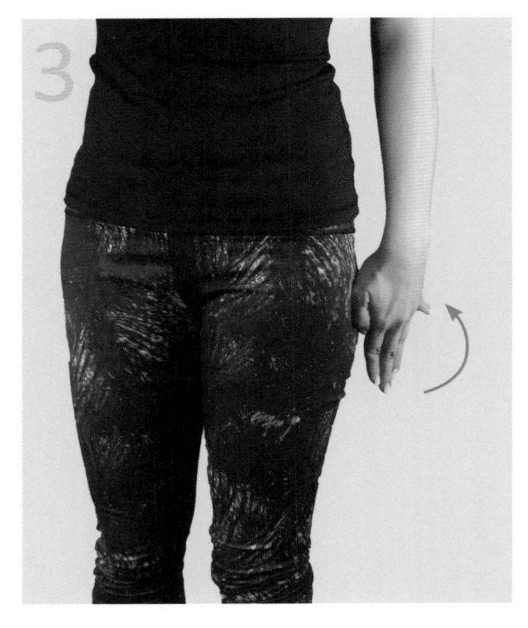

功效 减轻用眼压力，缓解眼疲劳、眼干涩。

两小指先向内旋转 30 次，再向外旋转 30 次。同时，眼球随着小指的动作而做旋转运动

温热手掌敷眼，放松眼部神经

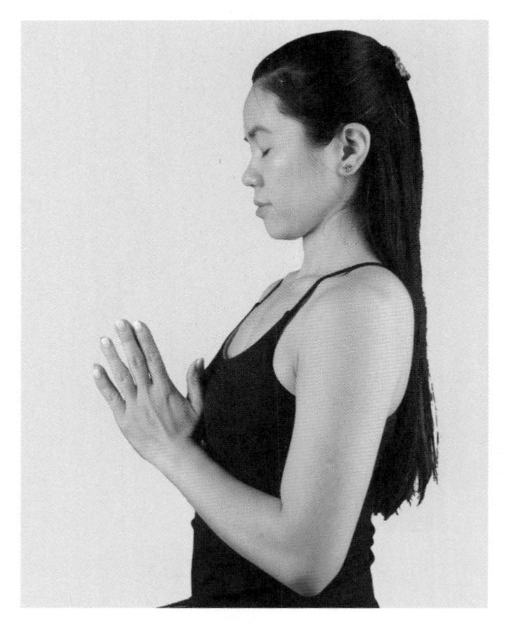

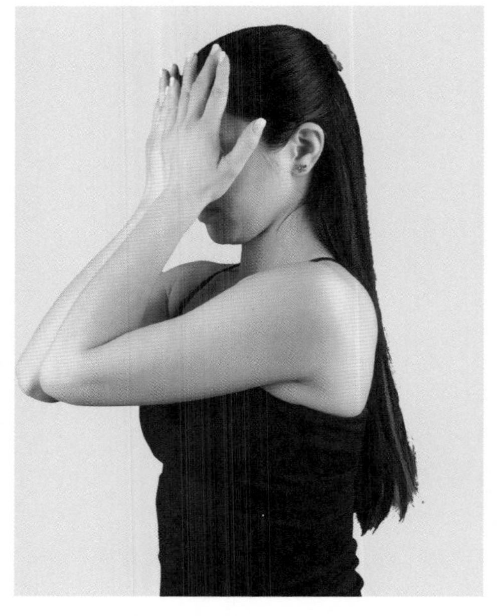

坐姿，双肩放松，背部挺直，双手掌心合十对搓，搓热后手掌敷在双眼上，然后慢慢睁开双眼，让眼球感受手掌热度，有助于放松眼部神经，缓解眼疲劳

肩颈酸痛

办公室一族，长时间保持一个姿势坐着，就容易肩颈酸痛，活动颈部时，还会听到“嘎巴嘎巴”的响声，严重者还会出现头晕、恶心、肩麻、手麻等症状。这是因为长时间保持某种姿势让颈部肌肉受累，进行保护性收缩，从而压迫神经，造成血液流通不畅，影响大脑供血。

所以不要小看肩颈酸痛，可能是颈椎病的前兆。怎样做才能不被颈椎病盯上呢？平时做做手指操、按按大椎穴，都是呵护颈椎的好办法。

揉按手指操，缓解颈椎僵硬

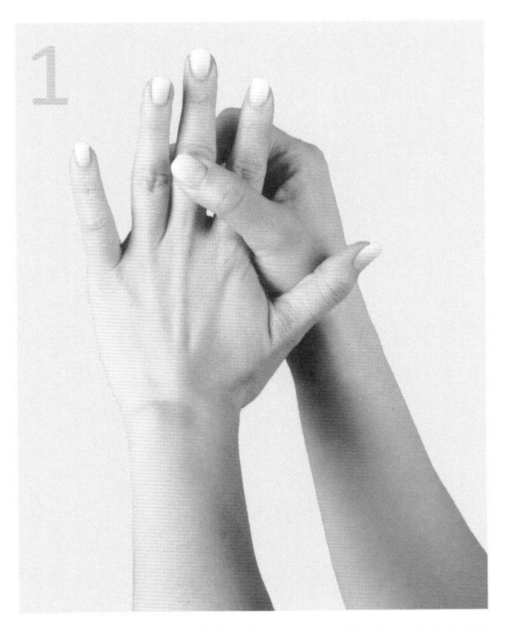

坐姿或站姿，腰背挺直到最大限度，用右手拇指与食指夹住左手一根手指，从指根揉按到指尖。依次揉按左手拇指、食指、中指、无名指、小指

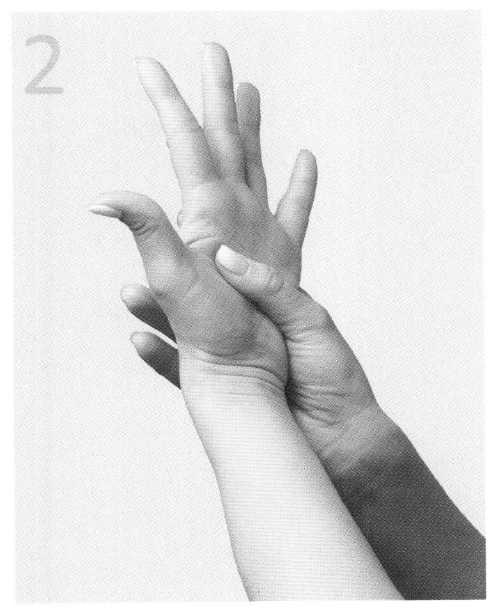

左手掌心向上，用右手拇指从掌根向手指方向推压掌心 10 次

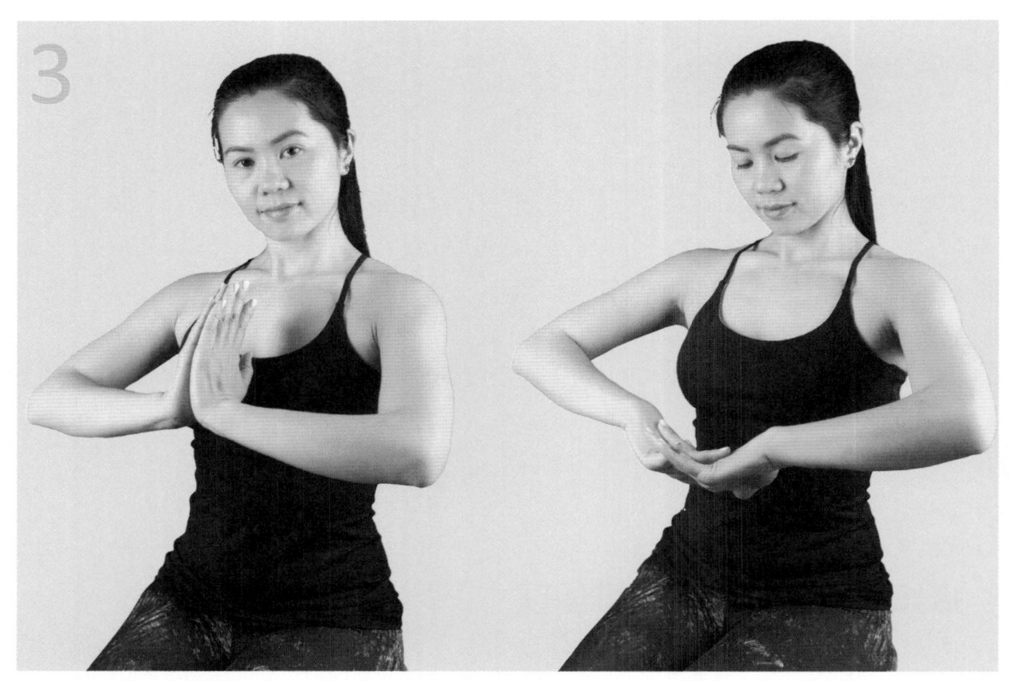

坐姿或站姿，腰背挺直到最大限度，用右手拇指与食指夹住左手一根手指，从指根揉按到指尖。依次揉按左手拇指、食指、中指、无名指、小指

摩擦大椎穴，让颈椎血流通畅

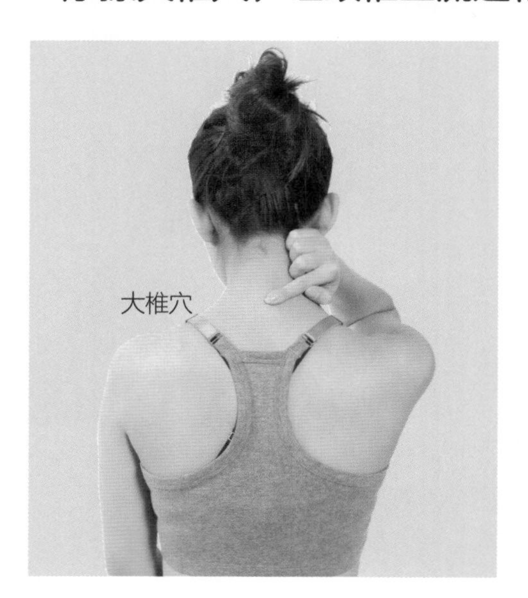

将右手食指紧贴在大椎穴上，其他四指并拢，适当用力反复摩擦 0.5 ~ 1 分钟，至局部发热。有通筋活络的功效，可有效缓解颈部疼痛，调理颈椎病

动作指导

大椎位于项背部脊柱区，第 7 颈椎棘突下凹陷中，后正中线上。

鼠标手

敲打键盘、移动鼠标，长年累月会感到手部逐渐麻木、灼痛，有的还会伴有腕关节肿胀、手动作不灵活、无力等症状。这就是医学上说的“腕管综合征”，俗称“鼠标手”。为了防止鼠标手，可以做一些活动手指、腕部的小动作。另外，鼠标最好选用弧度大、接触面宽的，有助于力的分散。

悬环手腕操，增强腕关节灵活性

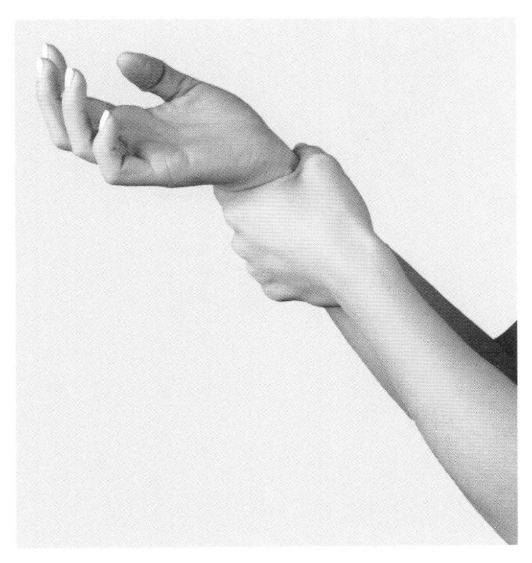

功效 防治腕关节慢性劳损，腕关节活动障碍，手腕酸痛，腕指麻木、僵硬等。

左手抓住右手腕下部，借左手之力，快速摇动右手腕 30～50 次

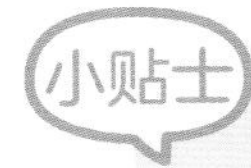

预防鼠标手，使用电脑时要养成良好的姿势。保持屏幕中心与胸部在一条水平线上。握鼠标的手下可以垫一个鼠标手腕垫，帮助减少手腕的压力。建议使用可以调节高低的座椅，坐姿要背部挺直紧靠椅背，双脚自然平放在地上，不要踮脚或跷腿等。

扫一扫，看视频

双手拉钩操，全面锻炼手指和手腕

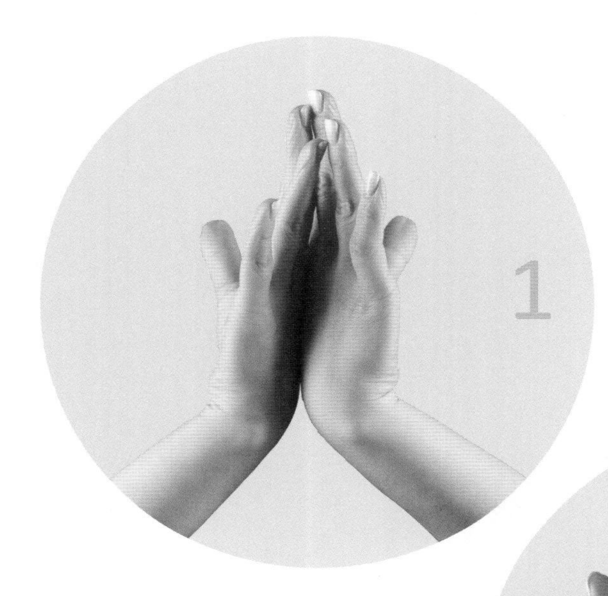

双手五指并拢伸直，手背相对

2

小指、食指互相勾住，左右用力

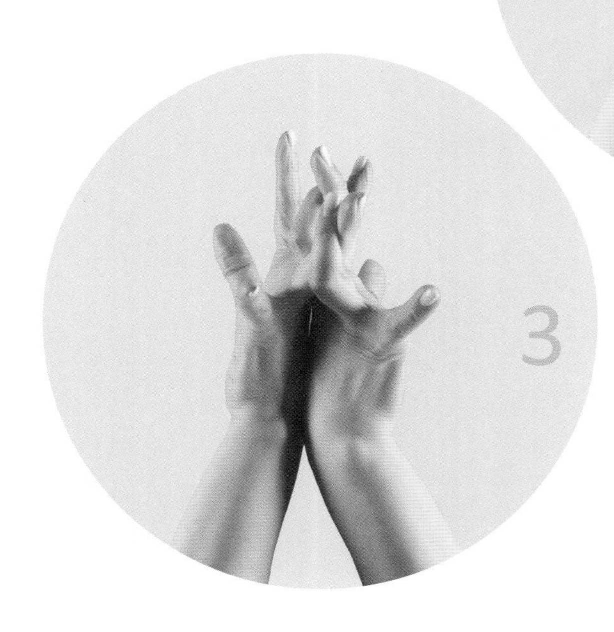

无名指、中指互相勾住，左右用力

双手交叉手背相贴，右手拇指依次勾住左手食指、中指、无名指，左右用力。双手互换重复动作。

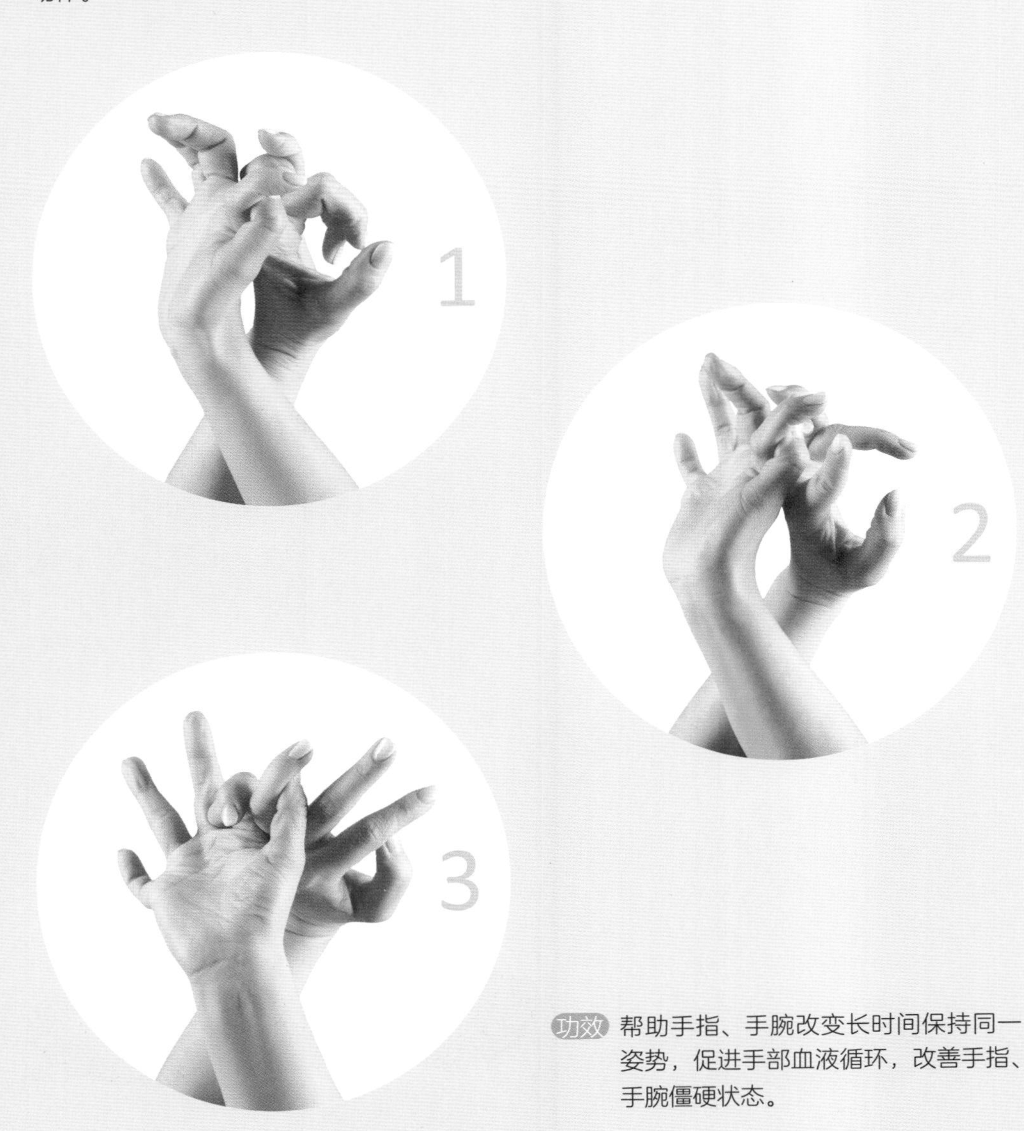

功效 帮助手指、手腕改变长时间保持同一姿势，促进手部血液循环，改善手指、手腕僵硬状态。

情绪焦虑

焦虑是人人都会出现的一种情绪表现，如坐立不安、烦躁、易受惊吓、有点强迫症的不停洗手等。从性格方面看，内向、过于敏感的人容易诱发情绪焦虑。从工作方面看，长期从事脑力劳动，工作繁重、压力大，久而久之也会导致焦虑。

缓解焦虑情绪要学会克服性格上的弱点，平和心态，还可以配合手指运动，帮助精神放松。

手指瑜伽舒缓身心

选一个相对安静的环境，放一段舒缓的音乐，腰背挺直盘腿坐，双手自然垂放在双膝上。

摒除杂念，调整呼吸，保持呼吸深、长、细。

双手拇指依次与小指、无名指、中指、食指互压 20 次。

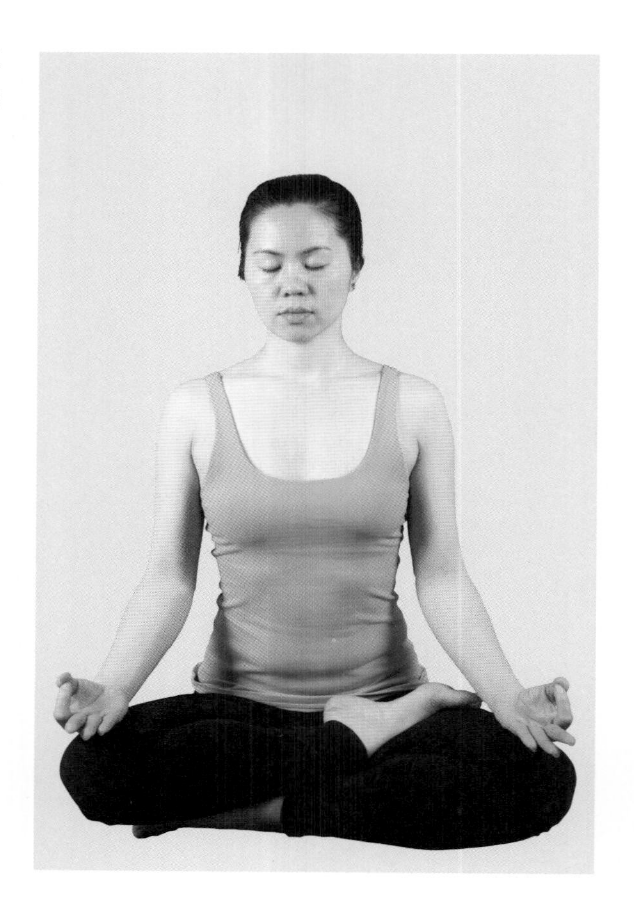

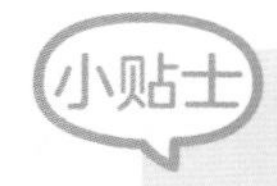

掐虎口缓解焦躁

左手拇指和食指掐右手虎口10次，换手重复动作。虎口是人身气血之大关，醒脑开窍，所以常掐虎口有助于强化手部功能，缓解焦虑情绪。

手指叠加操，驱除心灵阴霾

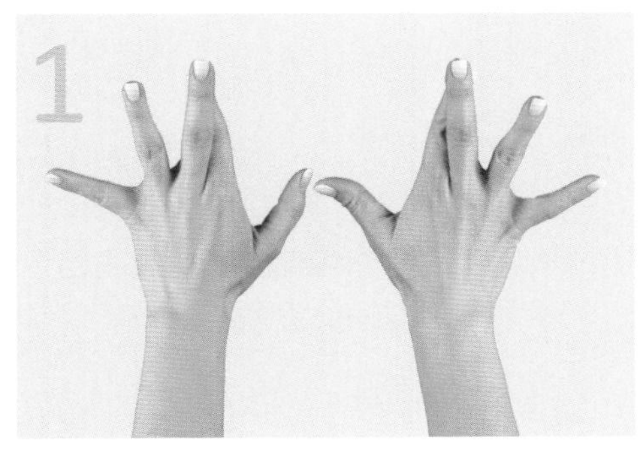

双手平放，用力张开，中指叠放在食指上

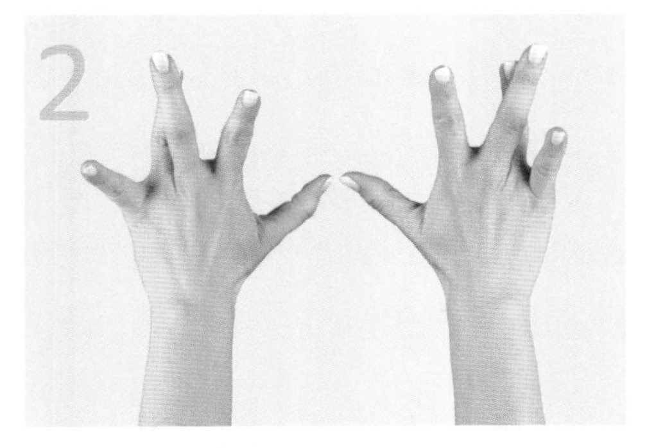

中指叠放在无名指上

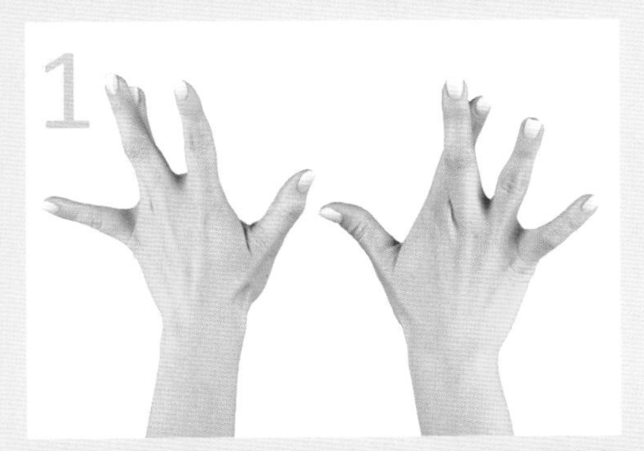

左手中指叠放在无名指上，右手中指叠放在食指上

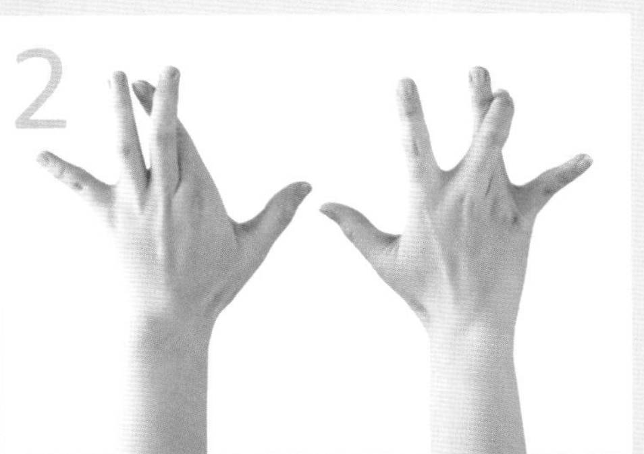

左手中指叠放在食指上，右手中指叠放在无名名指上

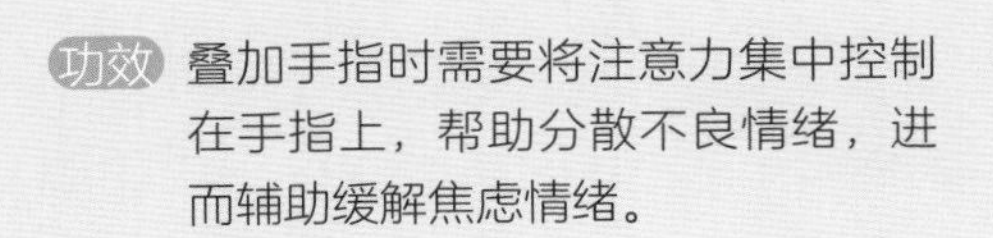

功效 叠加手指时需要将注意力集中控制在手指上，帮助分散不良情绪，进而辅助缓解焦虑情绪。

动作指导

双手叠加时，其余手指尽量保持伸直不动。左右手同步进行动作。

注意力不集中

保持良好的注意力是大脑进行记忆、思维等认知活动的基础，注意力集中的人，大脑运转迅速、效率高，人看起来更充满活力。如果注意力不集中，大脑无法同时记住数个指令，思路呈跳跃式，常出现做错或漏掉等情况，做事容易虎头蛇尾、头脑紊乱，伴随记忆力下降。因此，日常要注重通过锻炼，帮助提高注意力集中。

顶指腹，帮助凝聚注意力

双手相对握拳，然后双手依次伸直拇指、食指、中指、无名指、小指，指腹互顶，其余四指保持握拳不动。

扫一扫，看视频

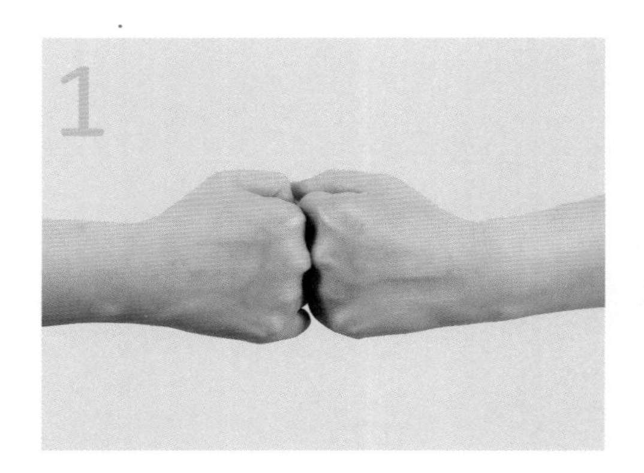

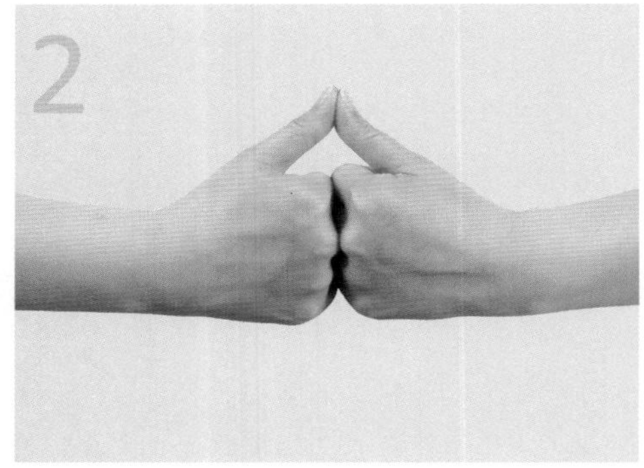

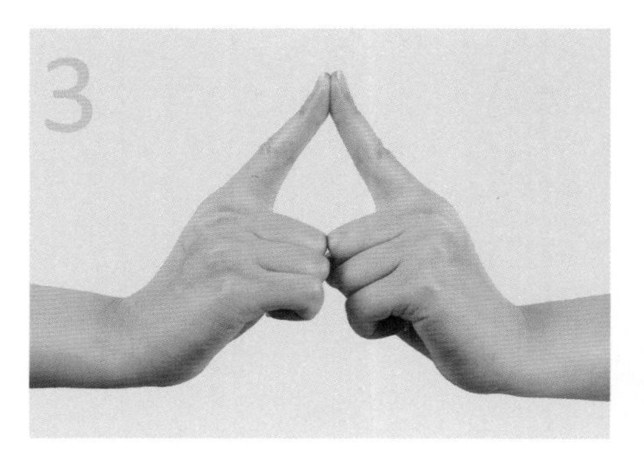

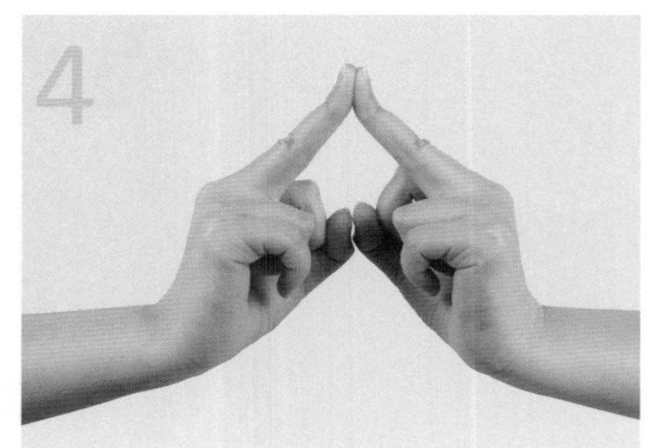

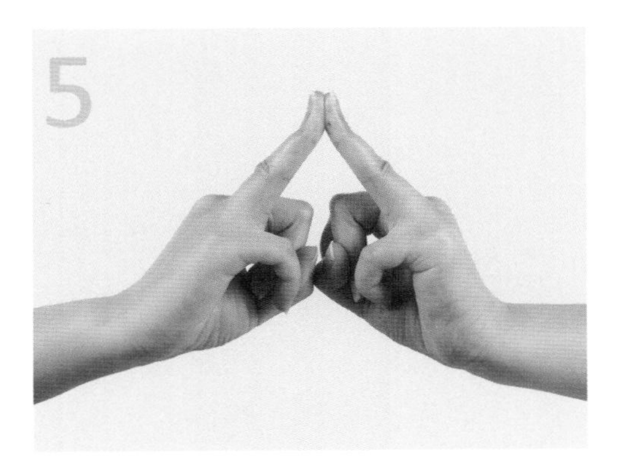

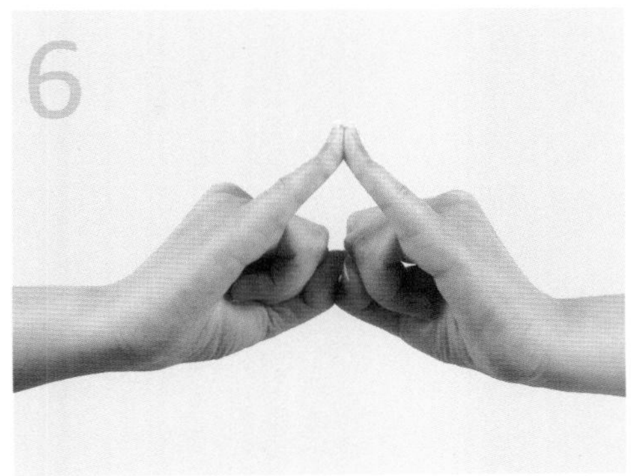

动作指导

除互顶的手指外，其余手指保持握拳不动。熟练后加快速度。

功效 顶指腹需要大脑对手指发出“手指识别”“伸直”“正好对顶”3 个指令，大脑必须集中注意力才能将 3 个指令完美执行出来，所以起到了很好的锻炼效果。

数指节，让你全神贯注每一天

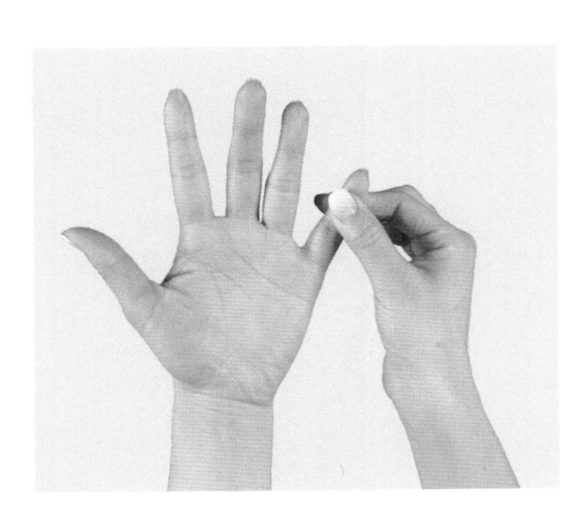

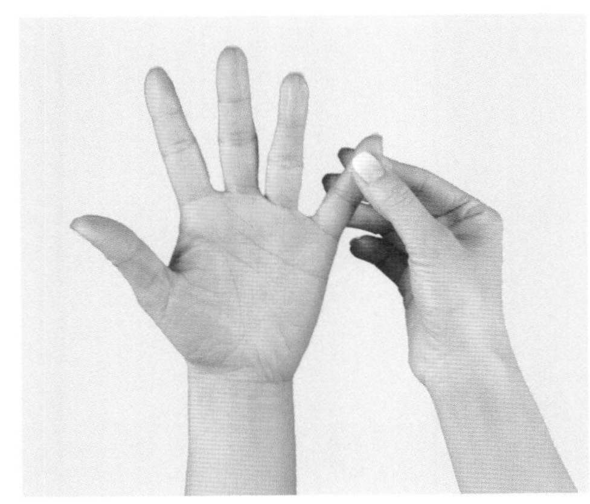

立正或坐直，伸展左手，用右手拇指和食指捏左手的每一根指节。从小指依次捏到大拇指，一边捏一边数数。数完左手换右手。

动作指导

捏指腹和两个关节之间的位置，捏时稍用力。每只手数出 14 个数字为正确。

记忆力下降

做事丢三落四、话到嘴边却又想不起要说什么、随手放的东西转身就不记得放在哪里了……诸如此类如果经常出现，就要警惕了，这些都是典型的记忆力下降的表现。而记忆力下降是大脑开始衰老的警示信号，严重的还可能诱发器质性疾病等。

开合手掌，活跃大脑细胞

双手在胸前交叉紧握，然后双手分开，手指伸直，再紧握，此时要交换拇指上下位置，然后分开。重复练习，加快速度。

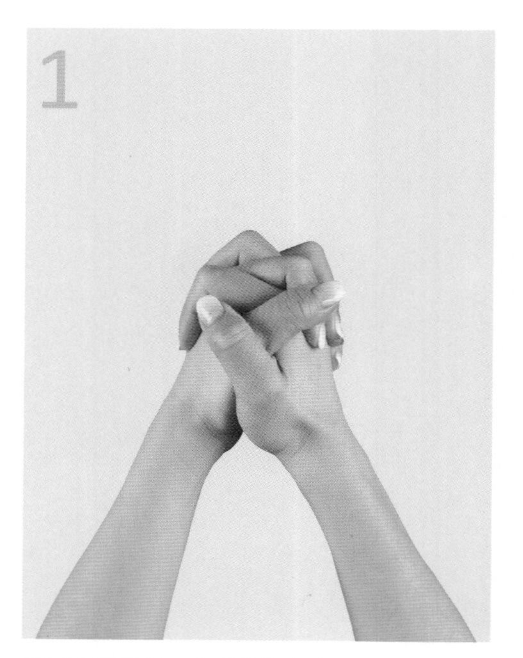

双手交叉握紧，右手拇指在上

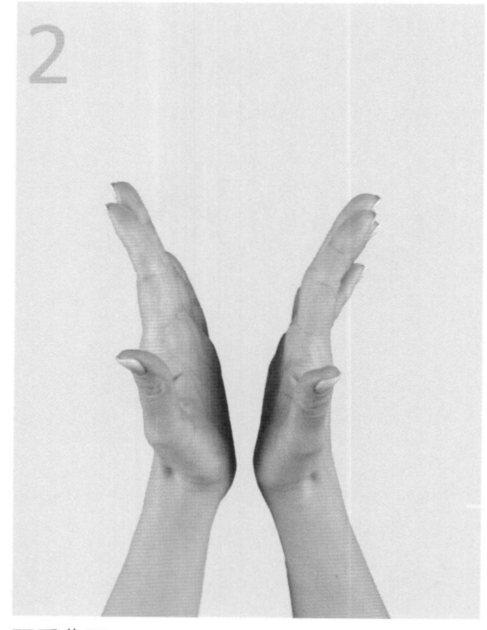

双手分开

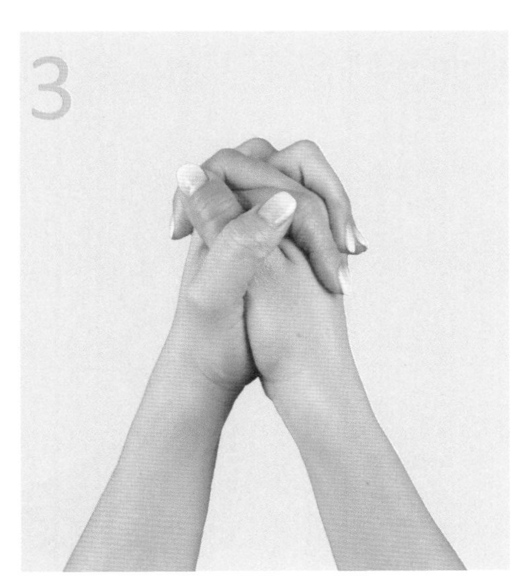

双手交叉握紧，左手拇指在上

功效 促进大脑神经细胞活化，预防记忆力下降。

动作指导

双手紧握时，要让手指根部交叉贴合在一起。

双手切磋，健脑益智

双手按照下面图中提示做互相切磋的动作，可以充分刺激按摩手部穴位，有舒筋活络、健脑益智、提高记忆力、消除疲劳的功效。

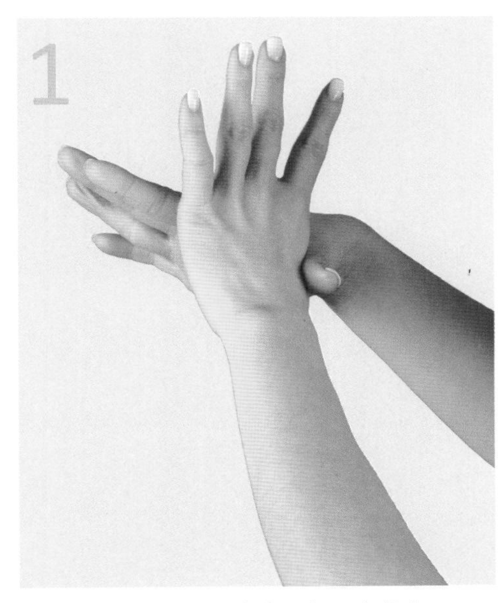

虎口平击 36 次。叩击大肠经、合谷穴

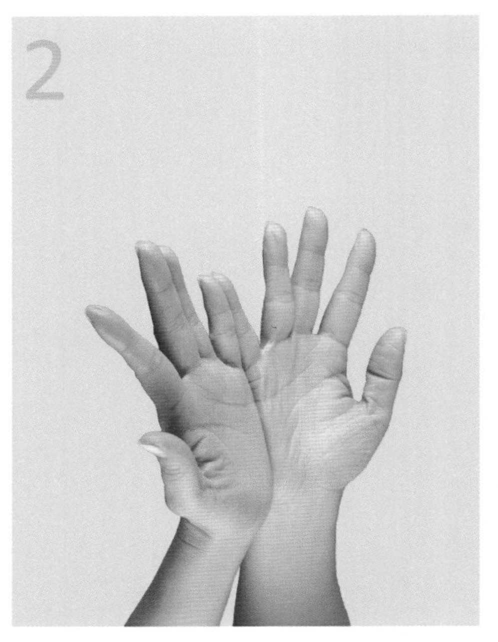

手掌侧击 36 次。叩击小肠经、后溪穴

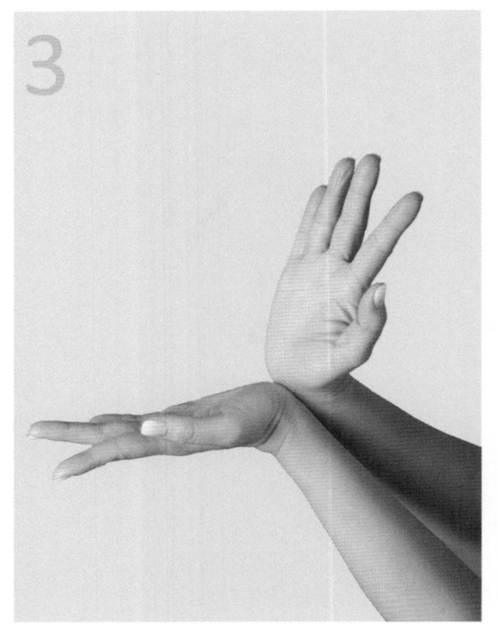

手腕互击 36 次。叩击心包经、大陵穴

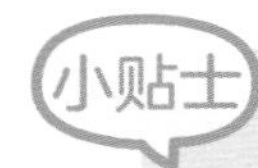

哪些因素会导致记忆力下降

1. 经常熬夜工作，生活节奏快、压力大，缺少甚至没有运动习惯。
2. 过度吸烟、喝酒，蔬菜、水果摄入量长期不能达到健康标准，即水果每人每天摄入量为 200~350 克，蔬菜 300~500 克。
3. 大脑过度疲劳，心情抑郁。

神经衰弱

神经系统接受不了或者长期处于超负荷工作状态，就会出现神经衰弱，主要症状是各方面能力下降和对各种刺激的反应增强，如精神极易兴奋又容易疲劳，睡眠障碍、注意力不集中、记忆减弱等。经常做手指操、进行手部按摩有助于预防和改善神经衰弱症状。

捋手指操，舒缓神经，镇静安神

双手伸展，先用左手依次捋右手的拇指、食指、中指、无名指、小指，从指根向指尖方向捋。然后换右手依次捋左手五指。重复动作 20 次。

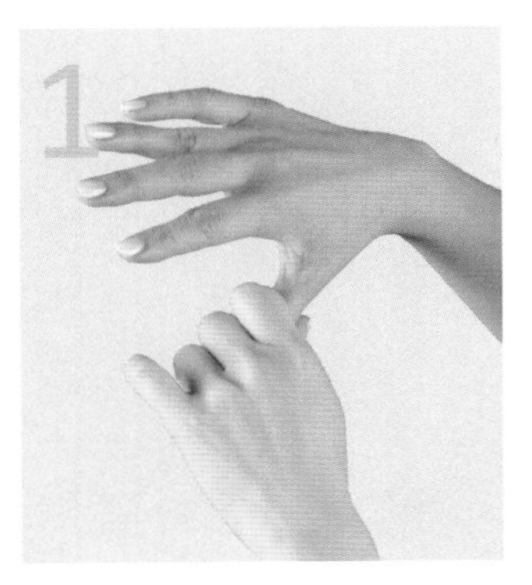

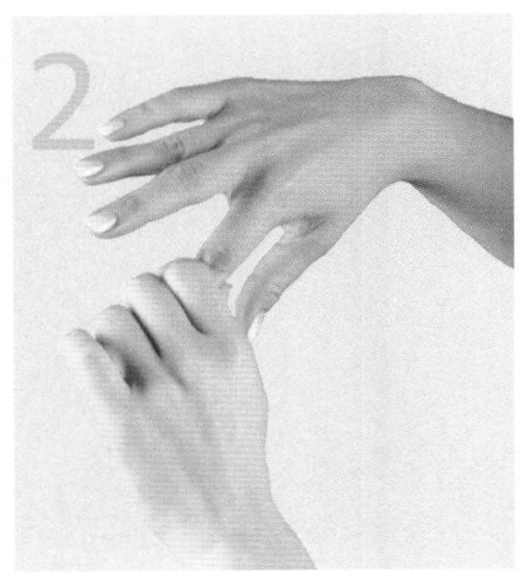

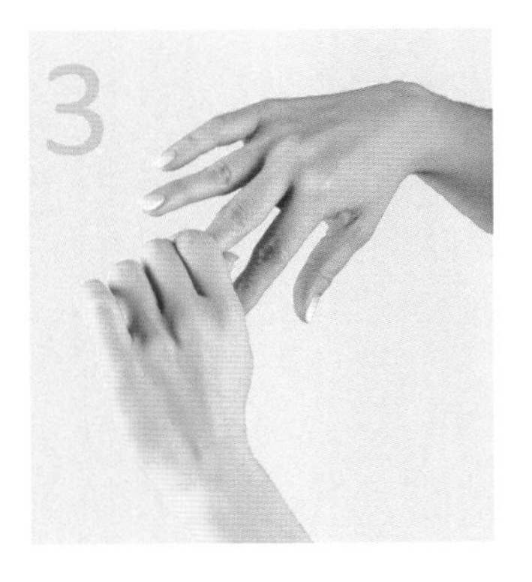

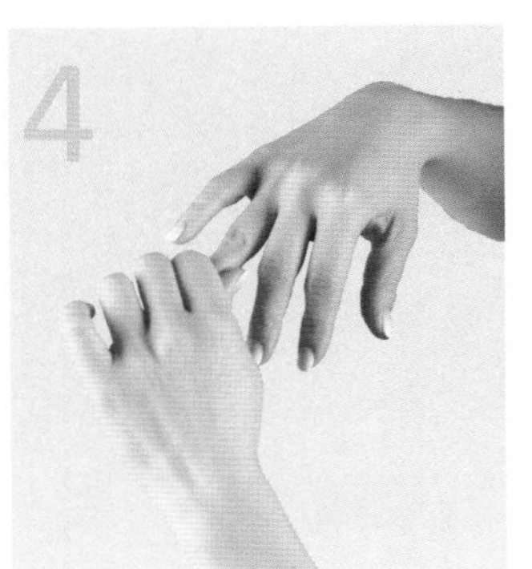

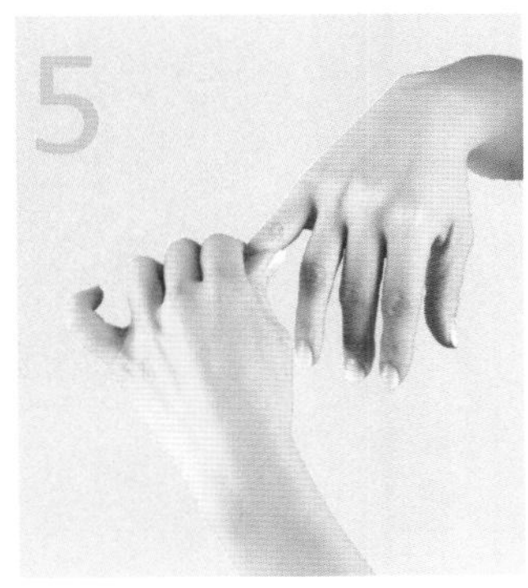

功效 镇静安神，舒缓神经。

扫一扫，看视频

交叉移动手指操，调节大脑兴奋

左手拇指在上，双手在胸前交叉紧握。逐渐向小指方向移动，每次移动手指紧握时，都拍一下手。然后再右手拇指在上重复动作。

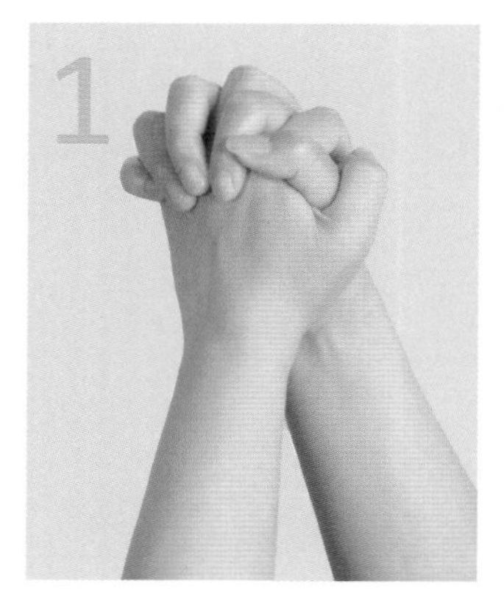

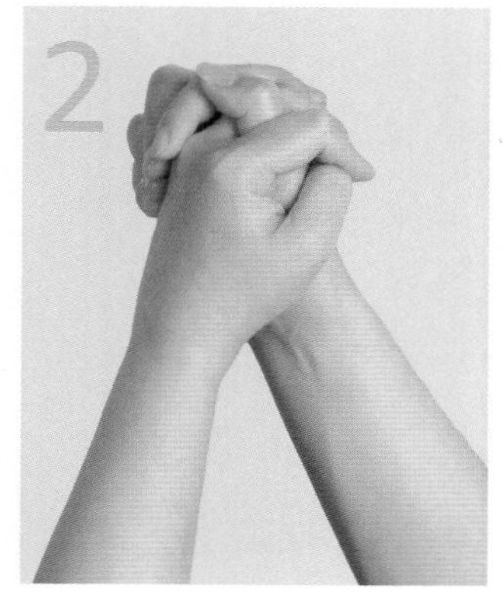

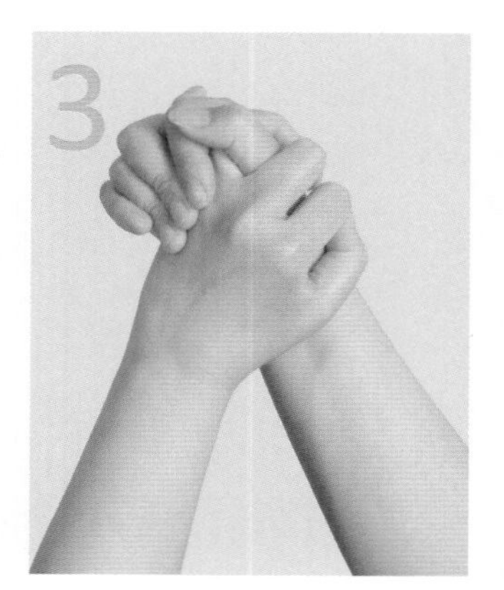

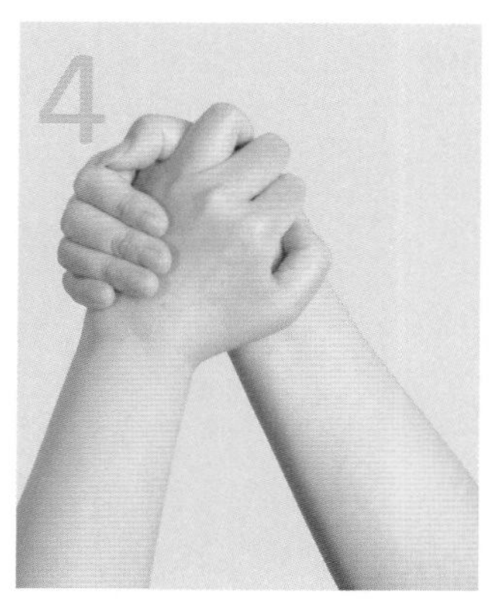

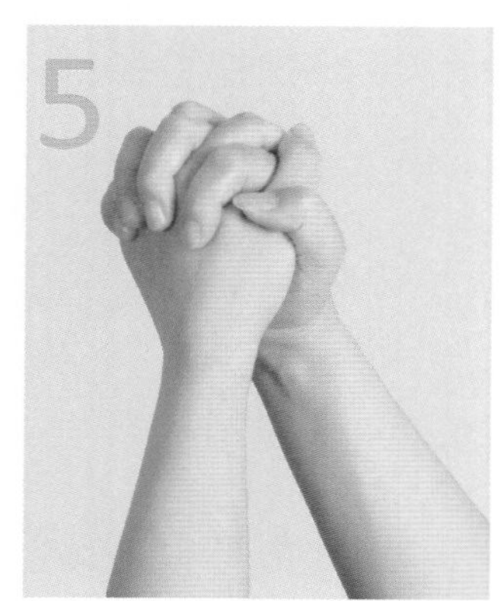

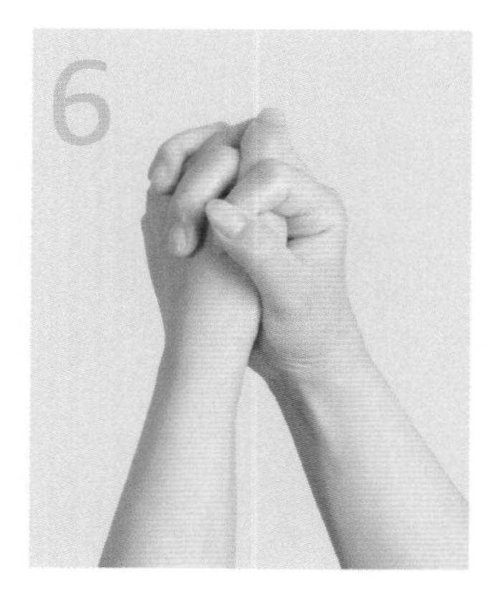

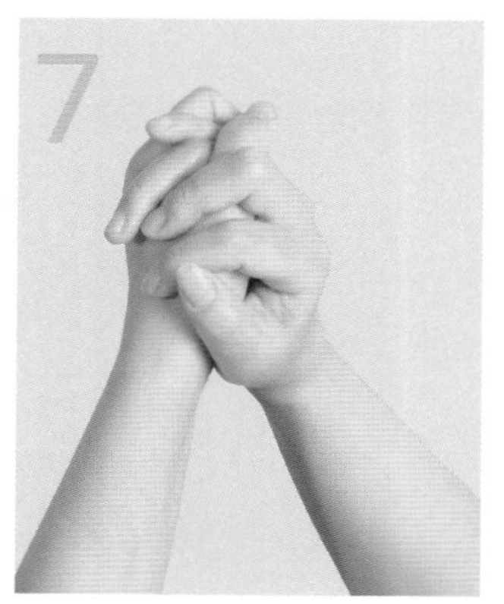

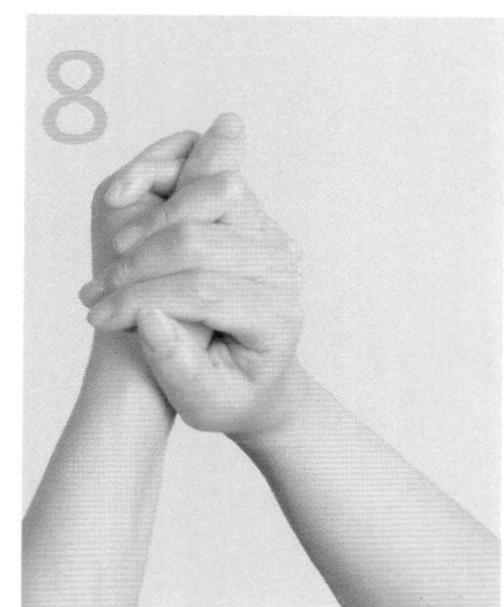

功效 舒缓压力，放松精神，让大脑保持平衡状态。

动作指导

开始练习时可以放慢动作，盯紧手指，争取练到凭感觉快速、正确地移动手指。

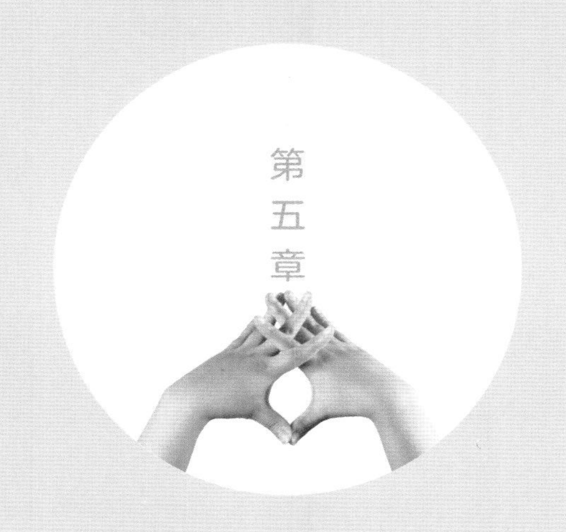

第五章

疾病调理手指操 帮助缓解常见慢性病

高血压是指在静息状态下动脉收缩压≥ 140 毫米汞柱和（或）舒张压≥ 90 毫米汞柱，主要与中枢神经系统和内分泌系统调节功能紊乱有关，也与年龄、职业、环境、肥胖、嗜烟等因素有关，需积极做好预防。

“子母”手指操，辅助降血压

坐姿，双手手背放在大腿上，五指呈自然放松状态。闭合双眼，嘴唇微闭，舌头抵住上颚。

拇指作为“母”，其余四指作为“子”，按照图中提示用拇指分别轻触其余四指指尖。动作重复 16 遍。

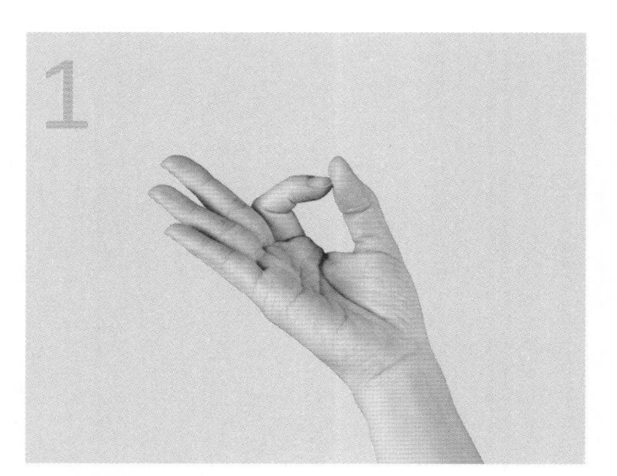

拇指轻触食指指尖 1 次

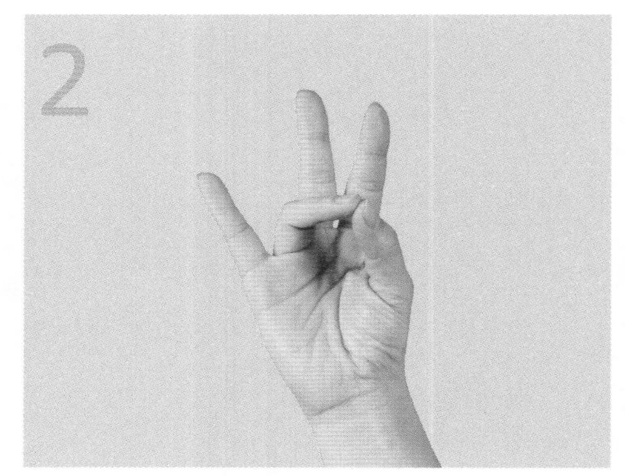

拇指轻触无名指指尖 2 次

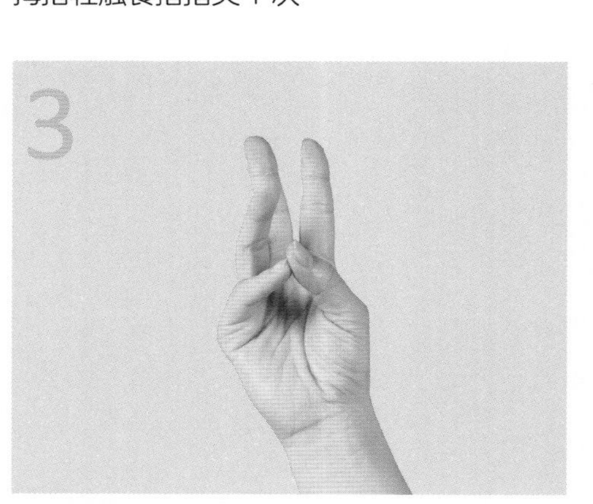

拇指轻触小指指尖 3 次

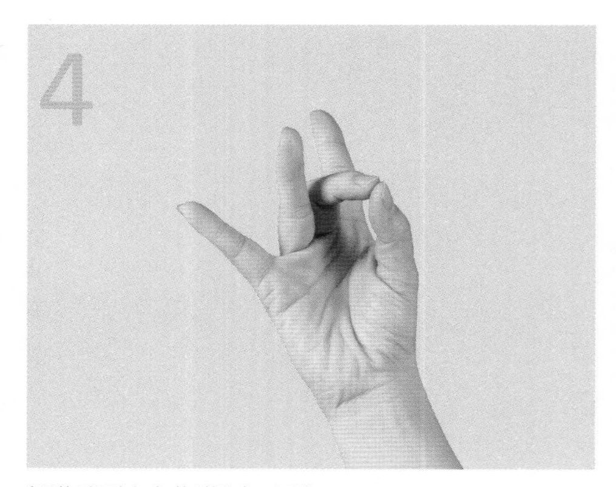

拇指轻触中指指尖 4 次

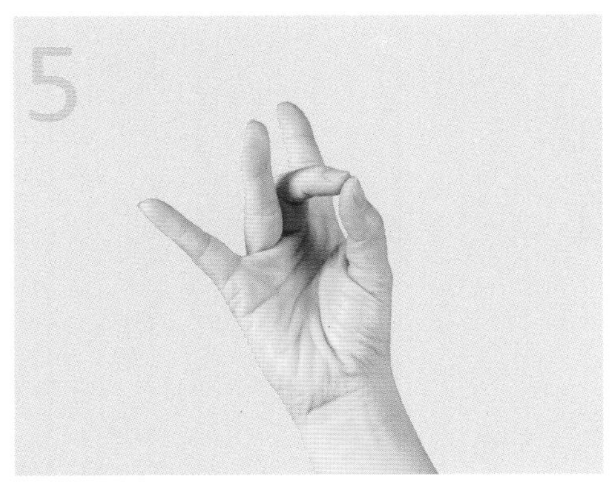

拇指轻触中指指尖 4 次

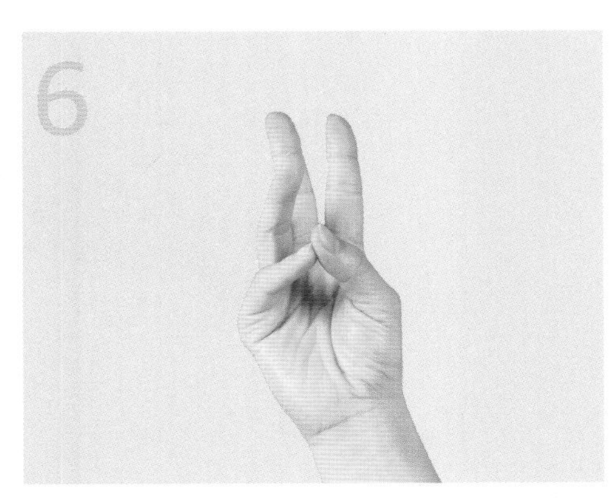

拇指轻触小指指尖 3 次

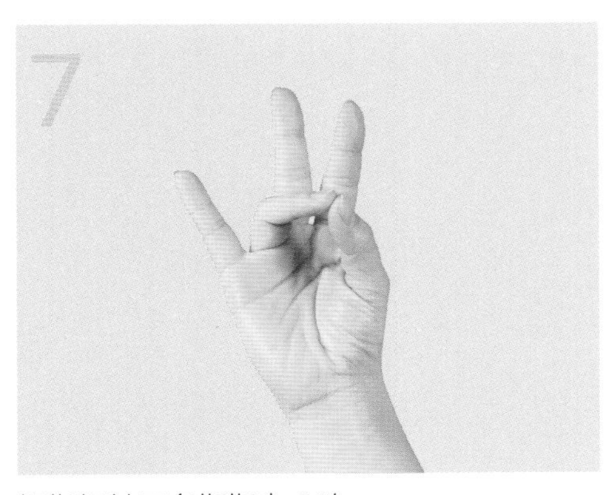

拇指轻触无名指指尖 2 次

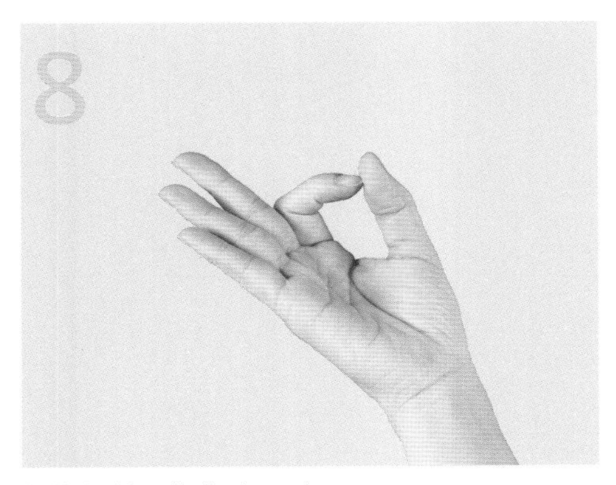

拇指轻触食指指尖 1 次

功效 高血压患者用药期间，配合练习手指操能起到辅助降压的效果，血压稳稳降下来后，遵医嘱减量降压药，但是建议继续练习手指操。

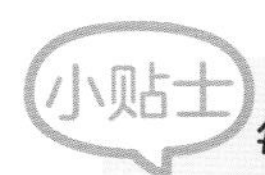

每天清晨醒来时测血压

清晨醒来时的血压水平反映了所服降压药物的药效能否持续到次日清晨。如果早晨血压高，则应测 24 小时内的动态血压，以便了解睡眠时的血压状况。如果血压在夜间睡眠时和白天的水平大体相同，则应当在睡前加服降压药；如果夜间睡眠时的血压低而清晨却突然升高，则应根据实际情况在醒来时或者清晨 3~5 点提前服用降压药。

推按手指操，稳定血压效果好

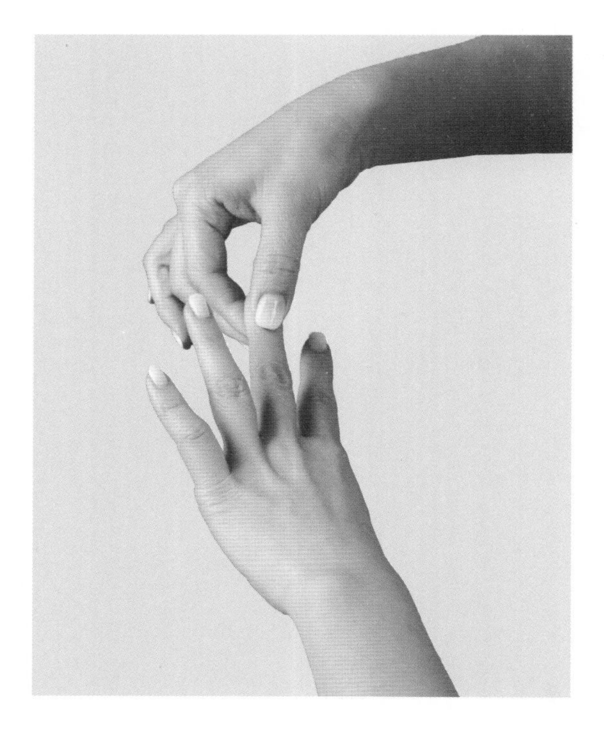

用右手拇指和食指，从上往下揉搓左手中指。每天早晚各 1 次。

功效 每日坚持推按，能取得稳定血压的较好效果。

饮食调养

钾能促进钠代谢，防治高血压

钾通过扩张血管、降低血管阻力来降低血压，同时增加尿钠的排泄。因此增加蔬菜、水果、豆类等含钾丰富食物的摄入，是实现低钠的有效措施，也是高血压患者的一项重要的饮食内容。而对于血压正常的人来说则无需担心，正常摄入钾并不会导致血压降低。

高血压患者，限盐摄入，每日 6 克以下

虽然钾有排钠的作用，但并不代表无需控盐，钠摄入过多会增加钾的耗损，致使体内钾的储备减少。因此无论是高血压患者还是健康人群每日吃盐要控制在 6 克以下。

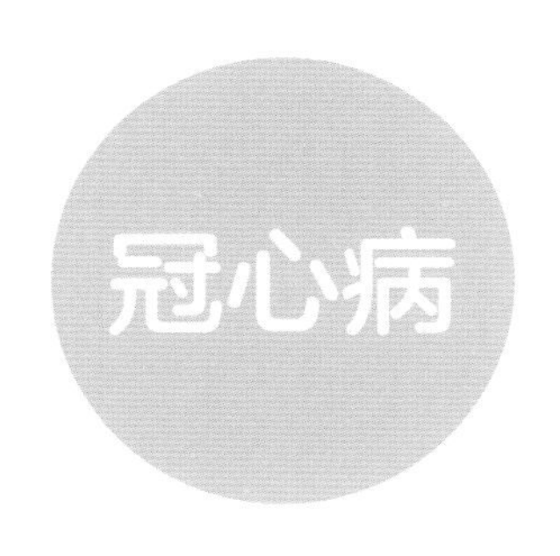

冠心病

冠心病是一种常见的心脏病，常表现为胸部出现压榨性疼痛，并可迁延至颈、颌、手臂、后背及胃部，可伴有眩晕、气促、出汗、寒战、恶心及晕厥等，严重者可因心力衰竭而死亡。冠心病首先立足于预防，建立良好的饮食习惯，增加体育锻炼，戒烟、限酒，勤练手指操。

抓挠手指操，增强心脏功能

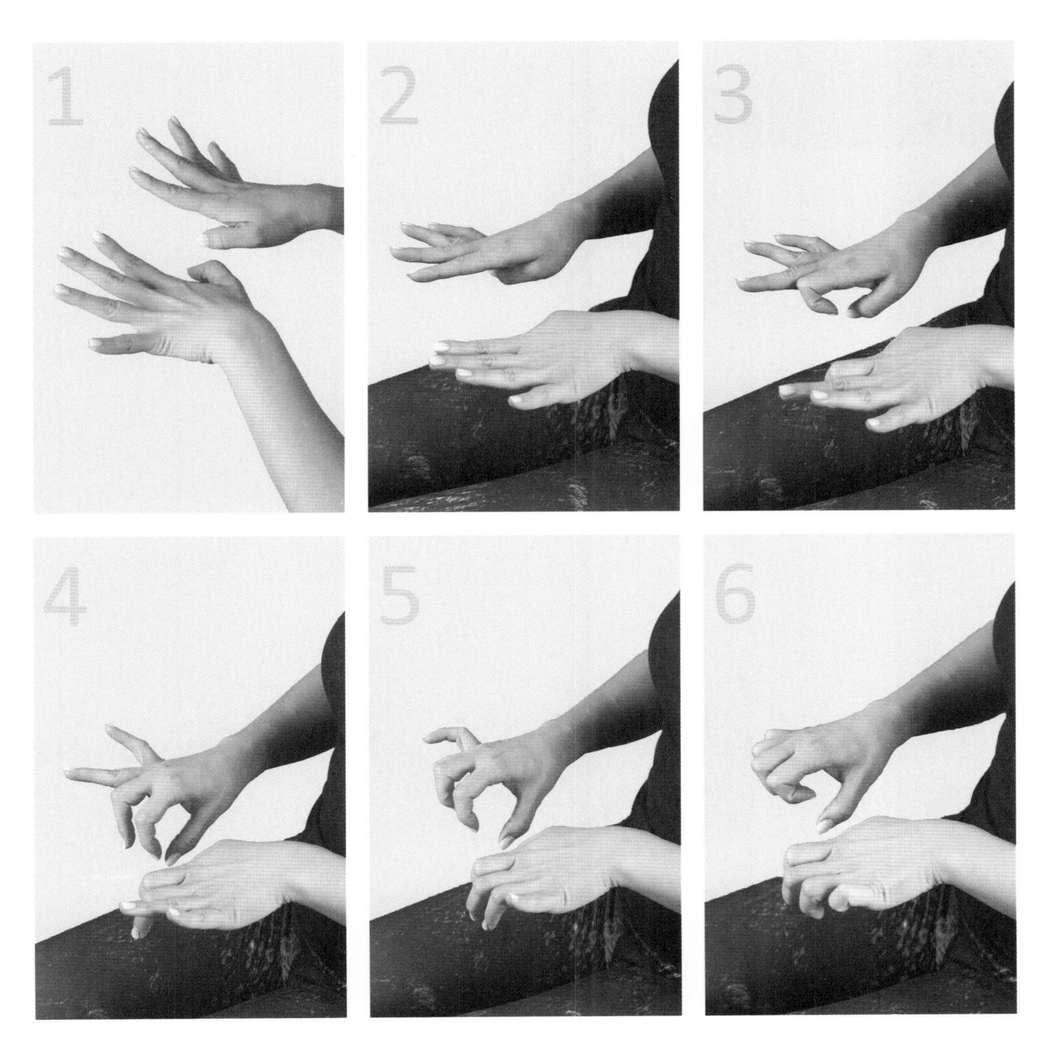

双手展开，从拇指开始，依次按食指、中指、无名指、小指顺序弯曲

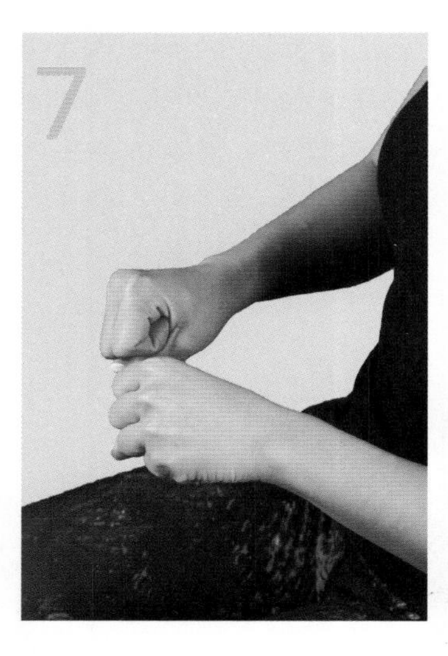

最后稍用力握拳。再从小指开始，依次伸直手指至完全伸直展开

功效 对心脏有良好的刺激作用，从而增强心脏功能。

动作指导

冠状动脉粥样硬化患者血管内壁脆性较大，握拳时要注意力度，以舒适为度，逐渐增加力度，避免突然增大的血流量引起不适或意外。

按压推拿劳宫穴，帮助改善心肌缺氧、缺血

用右手拇指按压左手中指第二节，然后顺势向劳宫穴推拿 90 次。

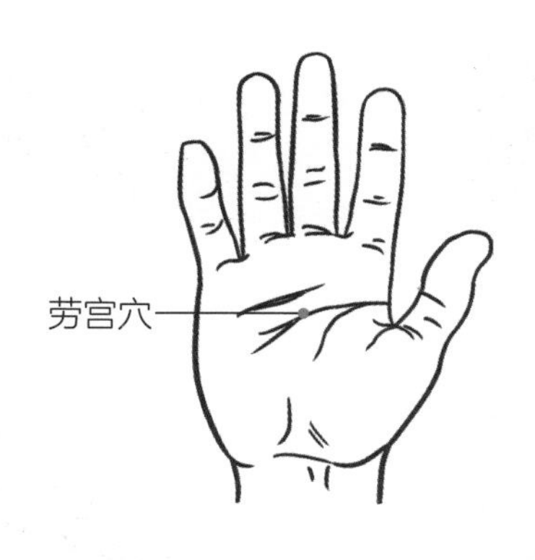

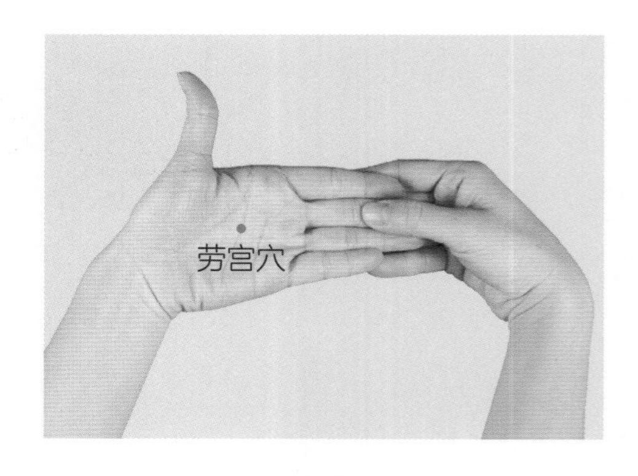

饮食调养

山楂柿叶茶，简单有效的小偏方

将柿叶 10 克、山楂 12 克、茶叶 3 克，一起放入茶杯中用开水冲泡即可。不拘时频饮，每日 1 剂。此方有助于活血通脉，降压减脂，适用于冠心病、高脂血症及高血压等。

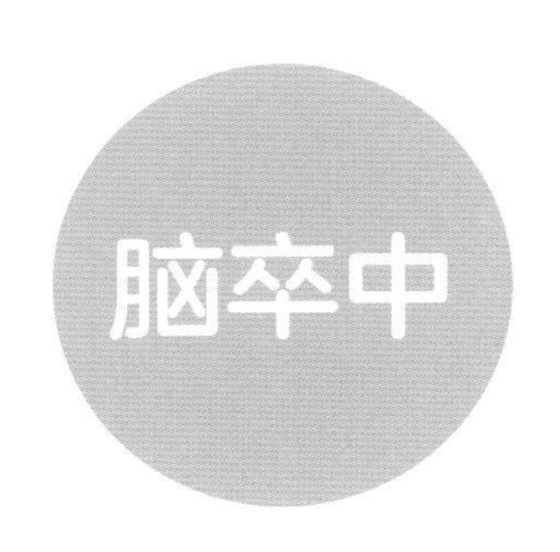

脑卒中，简单理解就是脑血管意外，因各种诱发因素引起脑内动脉狭窄、闭塞或破裂，而造成急性脑血液循环障碍。血液中的总胆固醇、甘油三酯过高或高密度脂蛋白胆固醇过低，导致的动脉粥样硬化，进而会引发脑卒中。

双手搓掌操，活血化瘀，促进血液循环

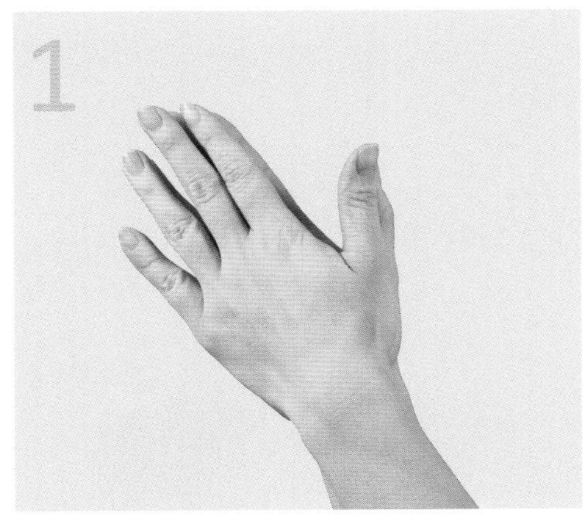

双手合十，互搓掌心 40 次

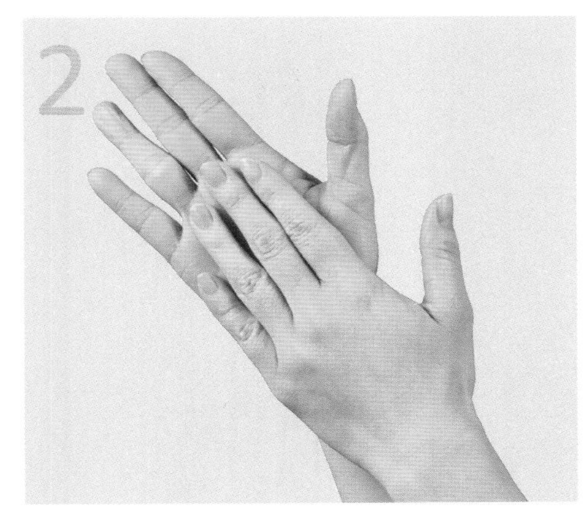

左手并拢四指，搓右手掌心 20 次

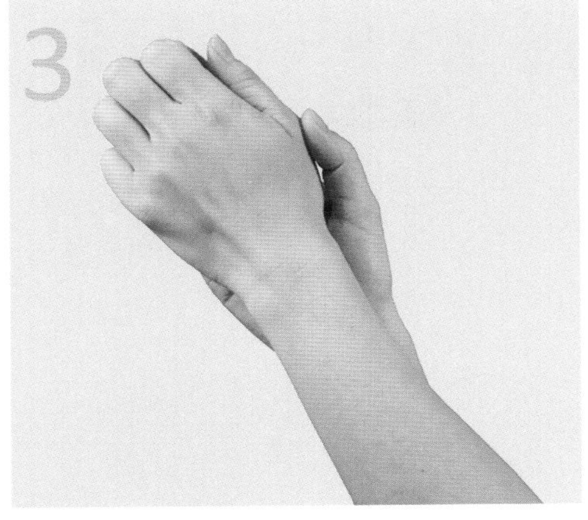

增加幅度，左手从掌心搓至指尖时，迅速包住右手手指，保持 30 秒。重复动作 40 次

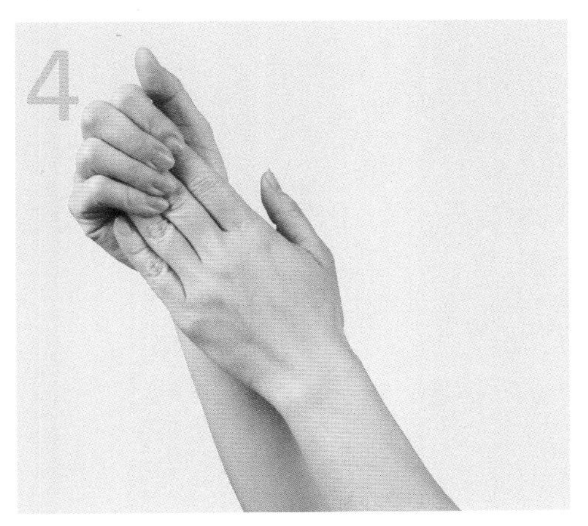

换右手搓左手重复动作

双手搓头，活血通络，降低血液黏稠度

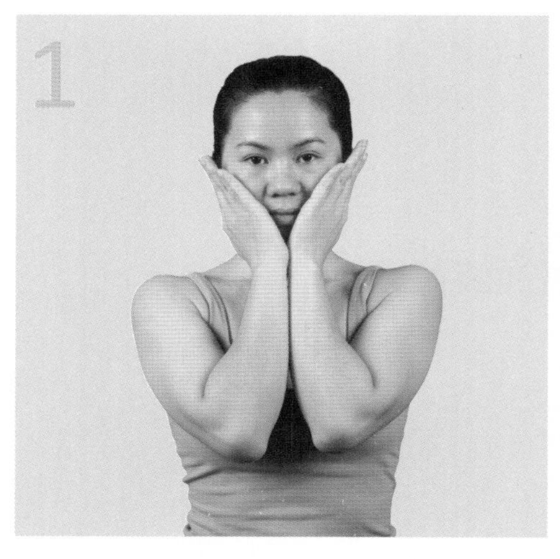

双手互搓至手掌发热，用手掌和手指一起从下颌向上推脸颊

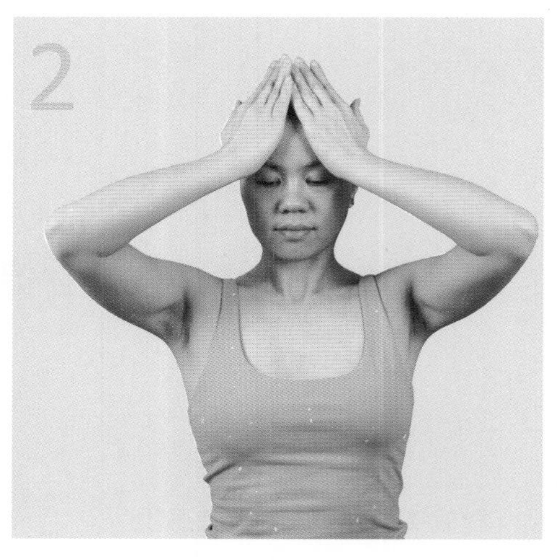

推至前额位置改用双掌

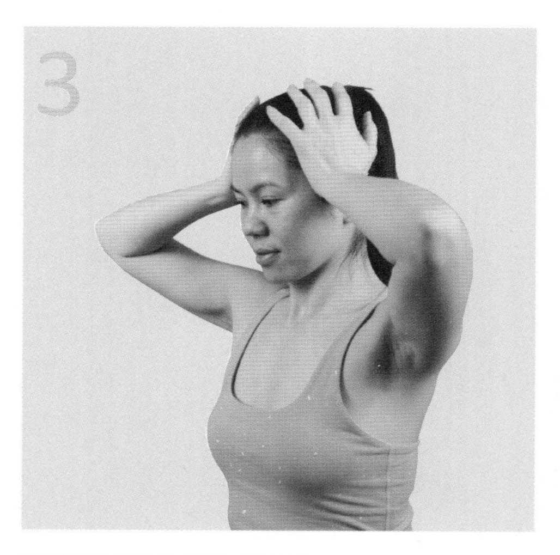

沿头部两侧向后推至枕骨

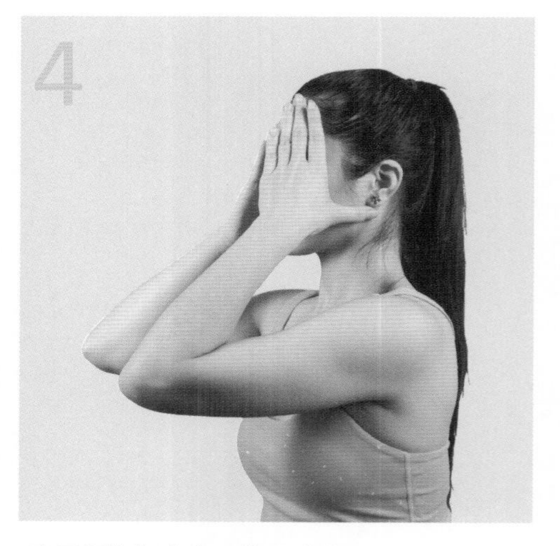

改用拇指指腹向下推颈动脉至下颌

脑卒中患者一般会有口眼㖞斜、言语不利、半身不遂的后遗症，所以不要等发病再去治疗，要重在预防。但是，已经患有脑卒中的患者也不要沮丧，通过做活化大脑手指操进行康复训练，有助于缓解后遗症，加快康复速度。

心脑血管疾病重在预防

冠心病、高血压、脑卒中等是常见的心脑血管疾病。心脑血管疾病是人类健康的“头号杀手”，特别是50岁以上中老年人的常见病，具有“四高一多”的特点即发病率高、致残率高、病死率高、复发率高、并发症多。

心脑血管疾病重在预防，科学膳食，戒烟限酒，避免精神紧张、情绪激动、过度劳累、焦虑、抑郁，加强体育运动，每天行走6000步以上。

多吃蔬菜

蔬菜可以提供丰富的维生素C，维生素C有利于清除多余的胆固醇，避免血管因胆固醇堆积而引起粥样硬化。绿色蔬菜还能提供叶酸，预防因同型半胱氨酸缺乏而引起的动脉粥样硬化、冠心病等危险。此外，蔬菜还能提供类黄酮等抗氧化成分，有利于延缓血管老化，疏通血液。镁、钾等矿物质在增强血管弹性方面同样具有重要的意义。

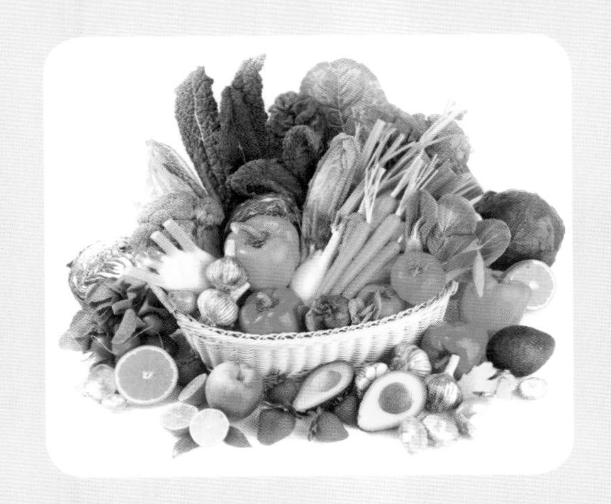

哪种肉都别过量

均衡的饮食要求每天要摄入一定量的动物性食物，但是任何一种肉类都不能过量，过多摄入都会增加心脑血管疾病的发病风险。《中国居民膳食指南》建议，禽畜肉、水产分别每天摄入40~75克。

肉类在保证适量的前提下，还要注意选择，同一种肉类的不同部位脂肪含量不同。以同样100克肉类为例，红肉的脂肪含量大于白肉，而动物脑、动物内脏的脂肪含量又大于肉的部分。

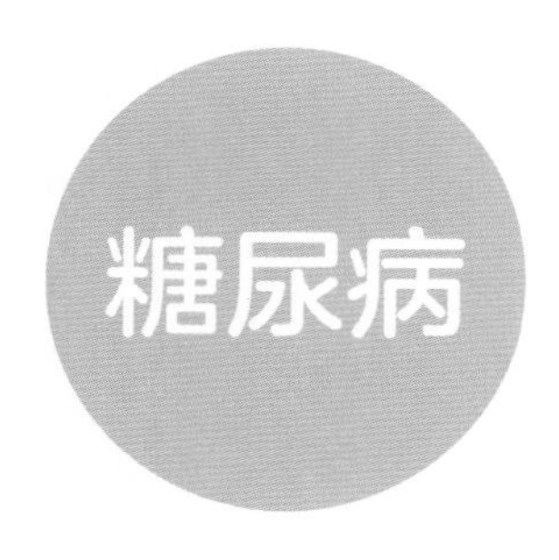

糖尿病

糖尿病是由遗传因素、免疫功能紊乱、微生物感染及其毒素、自由基、精神因素等多种致病因素作用于机体导致胰岛功能减退、胰岛素抵抗力降低等而引发的糖、蛋白质、脂肪、水和电解质等一系列代谢紊乱综合征，临床上以高血糖为主要特点，可出现多尿、多饮、多食、消瘦等表现。

揉按反射区，可预防病情恶化

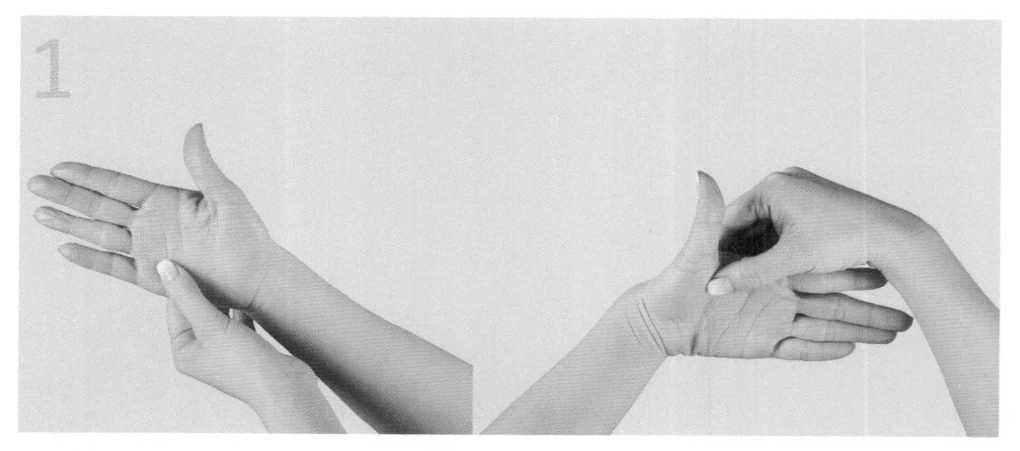

用拇指指腹揉按脾胃反射区，左右手各 3~5 分钟

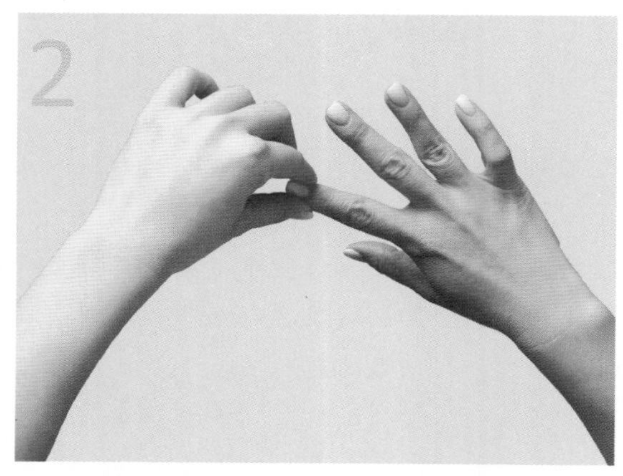

用拇指和食指依次揉按十指指尖 5~10 分钟，帮助调节五脏功能

功效 帮助缓解不舒服症状，预防病情恶化，减轻并发症。

动作指导

脾胃大肠反射区，位于掌面，第一、第二掌骨之间的椭圆形区域。揉按反射区时，女性先按右手，再按左手，男性则先左手后右手。

饮食调养

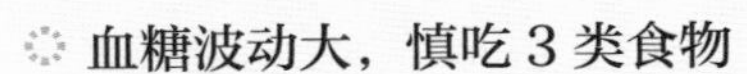

血糖波动大，慎吃3类食物

糖尿病患者其实没有绝对忌口的食物，关键在于何时吃、怎么吃、吃多少。

但要注意，如果患者血糖波动较大，医生正在调整用药，最好少吃或不吃以下3类食物。

纯糖食物及其制品

如白糖、冰糖、蜂蜜等，以及含糖糕点、蜜饯、冰淇淋等通常不宜食用，因为这些食物中的碳水化合物在肠道中吸收很快，会使血糖迅速升高，进而对病情产生不利影响。

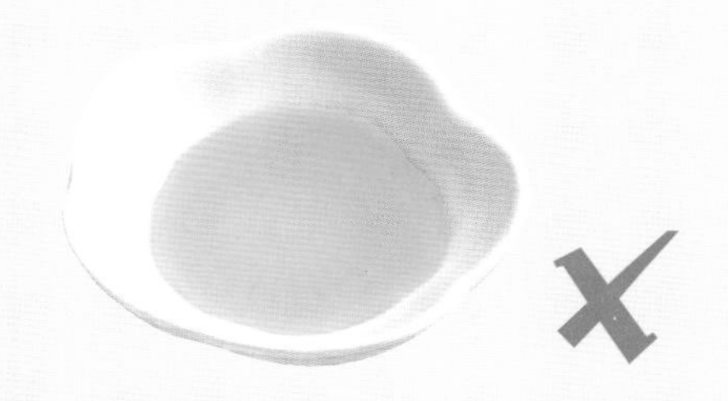

水果

一般来说，糖尿病患者只有在血糖比较平稳的状态下才可吃水果，且食用时间宜在两餐之间。如果餐后血糖在10毫摩尔/升以下，可适量进食部分水果。若血糖水平持续较高或近期波动较大，则应暂时不食用水果。

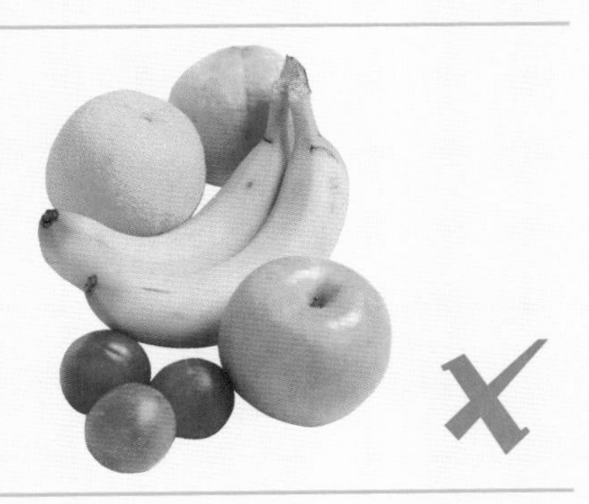

高油脂食物

猪油、奶油、黄油、牛油等富含饱和脂肪酸，糖尿病患者烹调时应以植物油为主。核桃仁、花生、葵瓜子等含大量的脂肪，血糖波动较大时不宜食用。此外，油炸食品的脂肪含量高，糖尿病患者应尽量少吃或不吃。

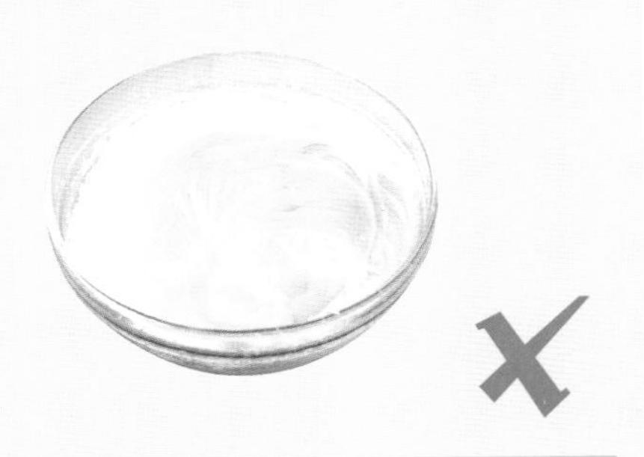

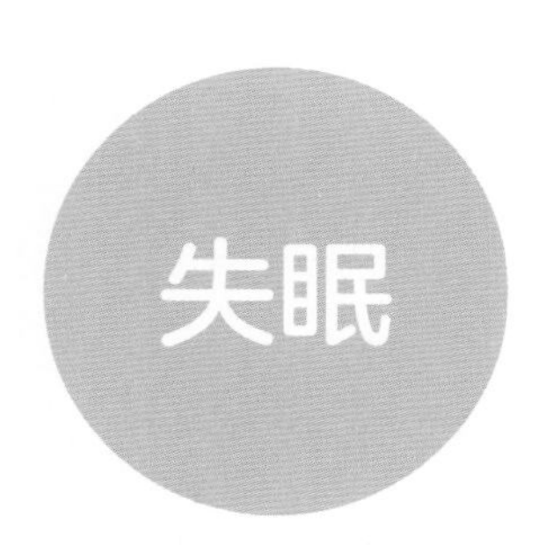

失眠又称入睡和维持睡眠障碍，为各种原因引起入睡困难、睡眠深度或频度过短（浅睡性失眠）、早醒及睡眠时间不足或质量差等。由压力引起的情绪不安与紧张是失眠的主要原因。

晚上睡不着，按按神门穴

手腕部靠近小指的一侧有一条突出的筋，其与腕横纹相交的凹陷处即神门穴，有宁心安神的功效。用拇指指腹按压数十下，先左手后右手，早晚各 1 次，长期坚持帮助改善睡眠质量。

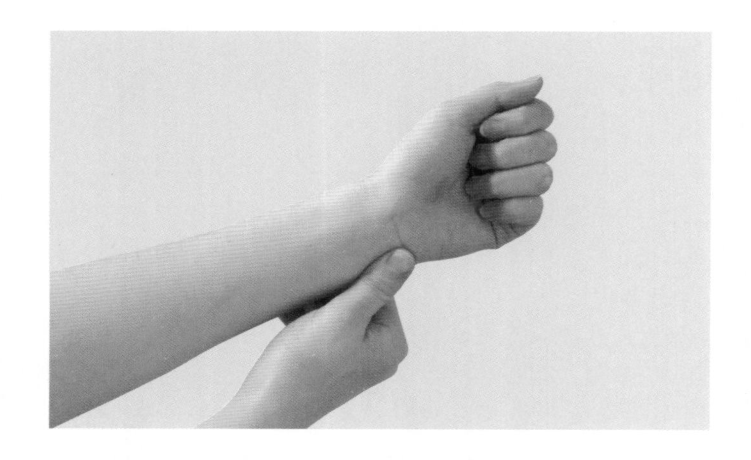

饮食调养

晚餐补充富含 B 族维生素的食物

晚餐时多吃一些香菇、菠菜、黑米、坚果、豆类等富含 B 族维生素的食物，可以增强神经系统的功能，消除烦躁不安，促进睡眠。

吃点富含色氨酸的食物

晚餐适量多吃一些含有色氨酸的食物，有利于提高晚上的睡眠质量。小米中所含色氨酸比较丰富，因此晚餐主食中加些小米是个不错的主意。南瓜子仁、腐竹、豆腐皮、虾米、紫菜、黑芝麻等也能提供较多的色氨酸。

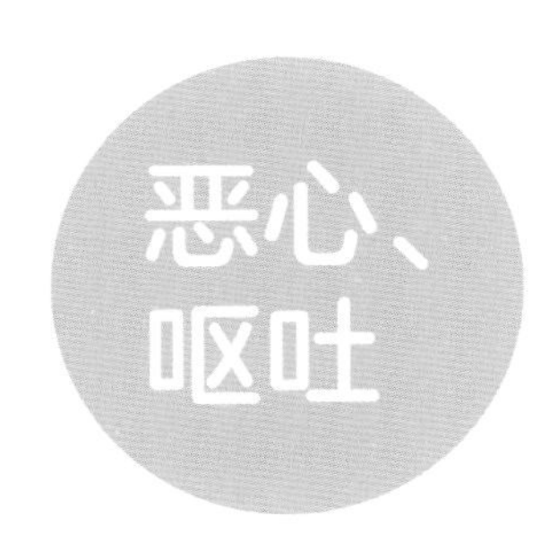

恶心，是胃部不适引起的想呕吐的症状，而呕吐是胃或部分小肠内容物经口腔排出体外的现象，是机体的一种防御反射，有一定的保护作用。消化不良、晕车晕船、胃溃疡等都可能引起恶心、呕吐，有的人甚至会因为情绪紧张而出现恶心、呕吐。

特效穴位按摩，解决针对性症状

如果是消化不良引起的恶心、呕吐，直接揉按商阳、合谷这两个穴位。

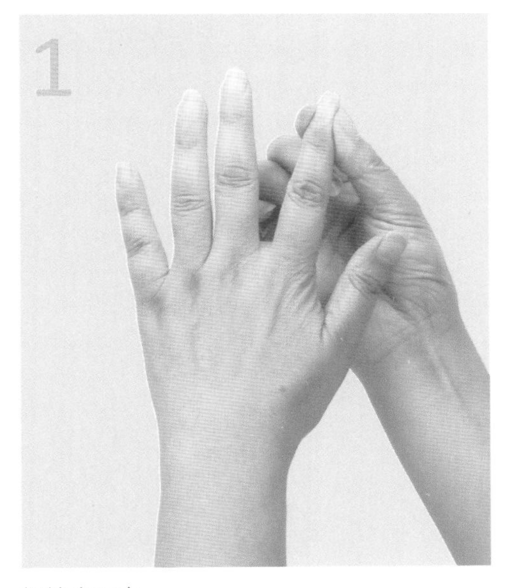

揉按商阳穴

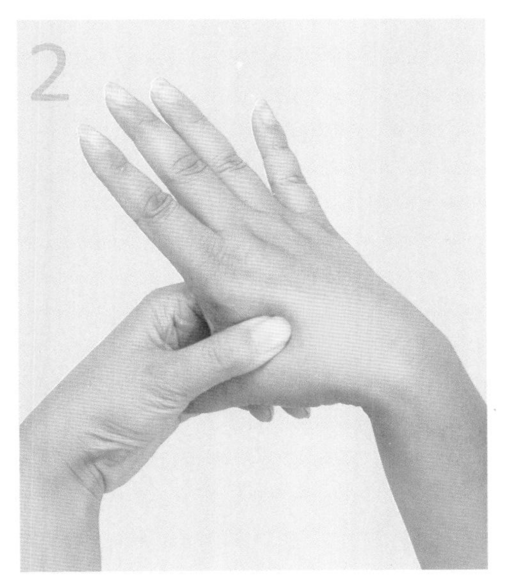

揉按合谷穴

小贴士

商阳穴：食指末节桡侧，距指甲角 0.1 寸。

合谷穴：一手拇指弯曲，另一手虎口分开，弯曲的拇指指间关节卡在另一只手张开的虎口处，自然落下，拇指尖处就是。

如果是情绪紧张、晕车晕船引起的恶心、呕吐，可揉按内关穴。如果出现头晕目眩，可加按关冲穴和阳池穴。

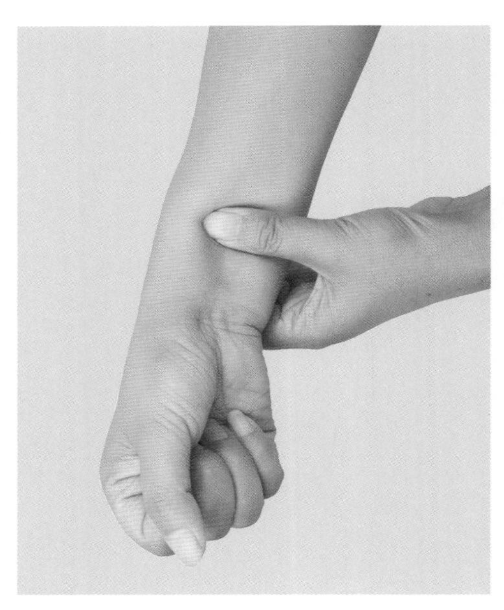

揉按内关穴

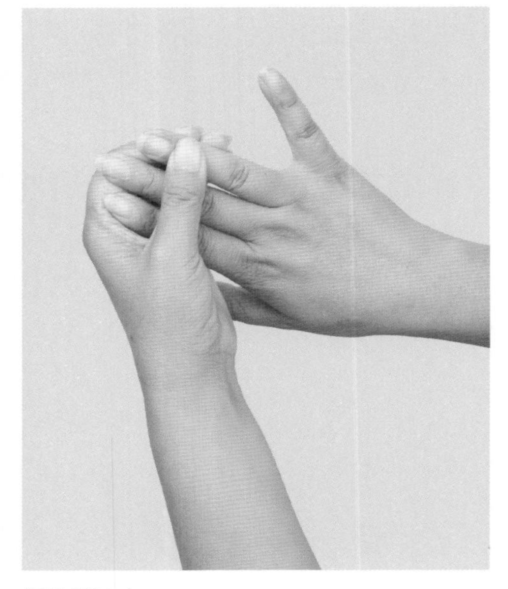

揉按关冲穴

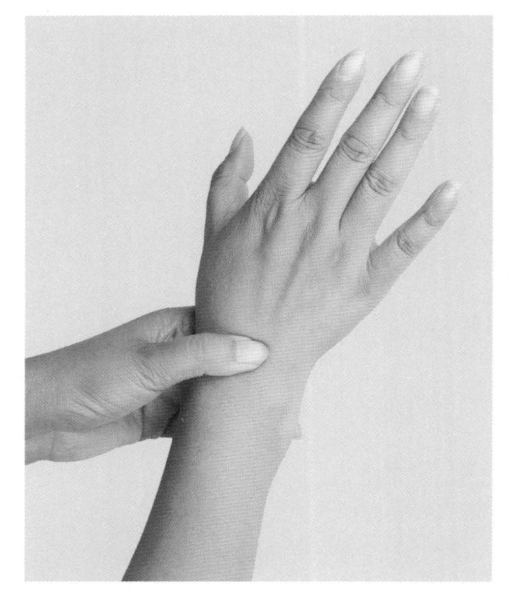

揉按阳池穴

小贴士

内关穴：一手握拳，腕掌侧突出的两筋之间的点，距腕横纹上 2 寸的位置即内关穴。
关冲穴：无名指末节尺侧，距指甲角 0.1 寸。
阳池穴：手掌伸直，向手背方向用力微微弯曲，可以在腕横纹中看到明显的指伸肌腱，在该腱的小指侧凹陷处。

感冒有风寒型感冒、风热型感冒、暑热型感冒之分，是因为受到外邪侵袭，以发热、头痛、鼻塞、流鼻涕、喉痒咳嗽为主要表现。全年都可发病，但多发于冬春两季，通过长期练习手指操，对预防感冒有很好的帮助。

手鼻按摩操，清脑、通鼻塞

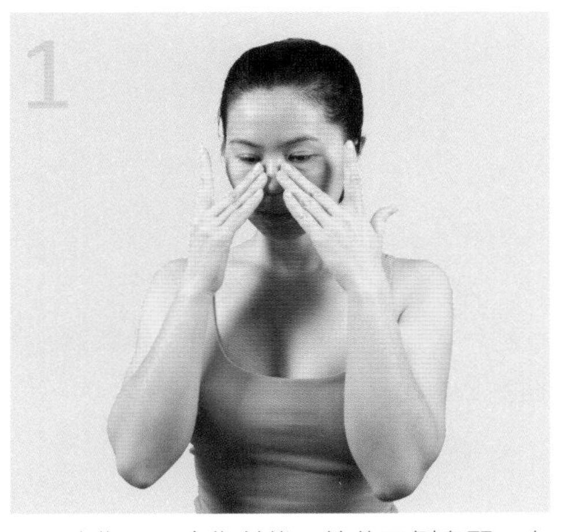

双手中指和无名指并拢，按住两侧鼻翼，上下推拿 30 次

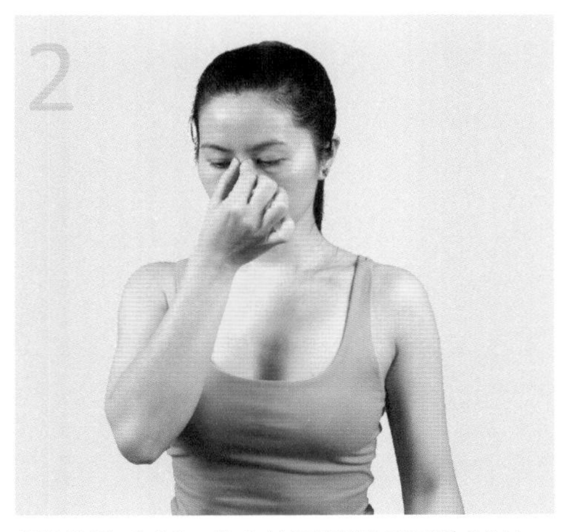

用拇指和食指，从上往下捏鼻子两侧 30 次

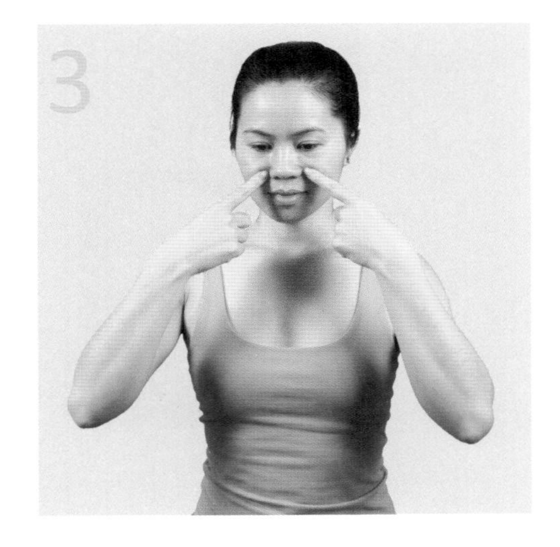

用双手食指从上往下捋鼻子两侧 30 次，然后用食指指尖揉按迎香穴 2 分钟

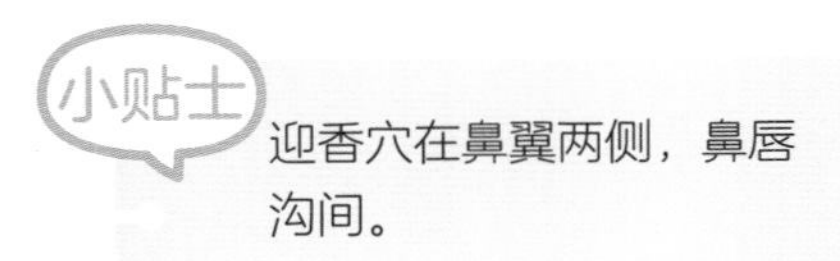

迎香穴在鼻翼两侧，鼻唇沟间。

互搓双手鱼际穴，感冒不打搅

用食指指腹顺时针、逆时针方向按揉鱼际穴各 20 次，左、右侧交替进行。

扫一扫，看视频

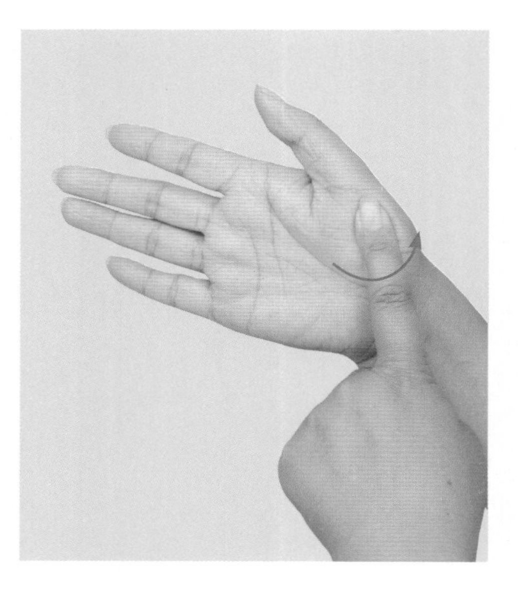

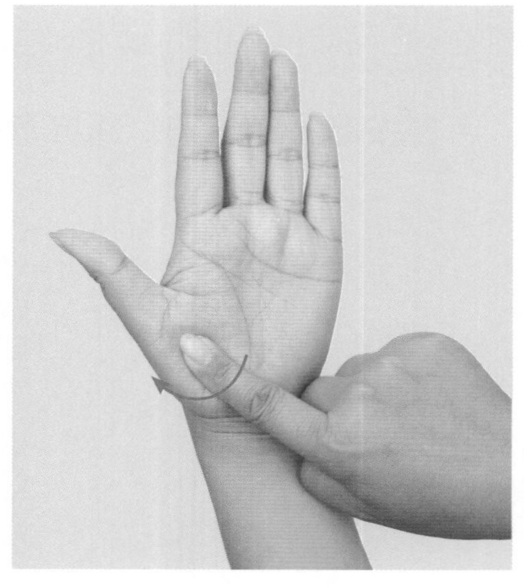

功效 鱼际穴有清热利咽的功效，可以缓解风热感冒引起的咳嗽。

动作指导

鱼际穴在手外侧，拇指第一掌指关节后凹陷处，第 1 掌骨桡侧中点赤白肉际处。

饮食调养

葱姜豆豉饮，缓解伤风感冒有良效

材料： 葱白、生姜、淡豆豉各 10 克。

做法： 将葱白洗净，切成段；将姜洗净，切成细丝；然后将葱白和姜丝放入陶锅中，再放入淡豆豉，加入适量的清水，盖上锅盖，煮约 20 分钟关火。最后将汤汁过滤即可饮用。每日 2 次。

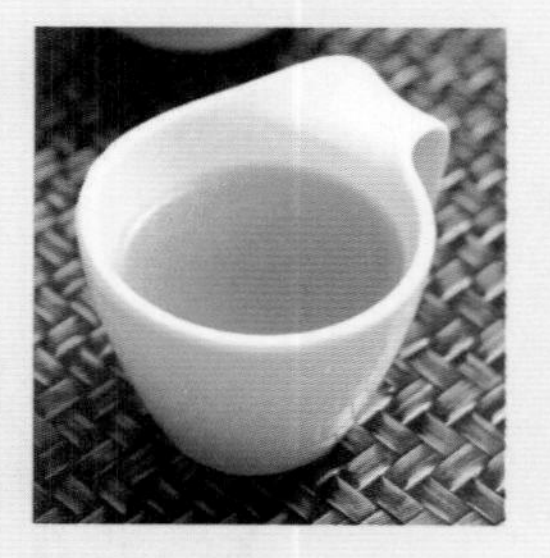

葱姜豆豉饮

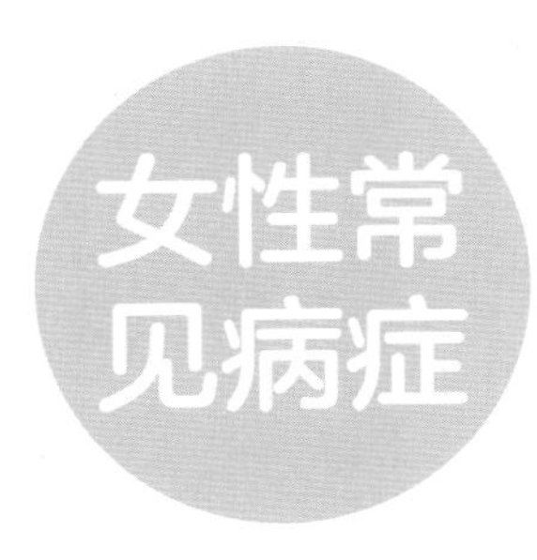

痛经、月经不调、乳腺增生、更年期综合征……现代女性在面临来自生活和工作双重压力的同时，还要忍受各类疾病的“围攻”，呼吁女性要防微杜渐，加强日常保健。

月经不调，刺激反射区活血通络、止痛调经

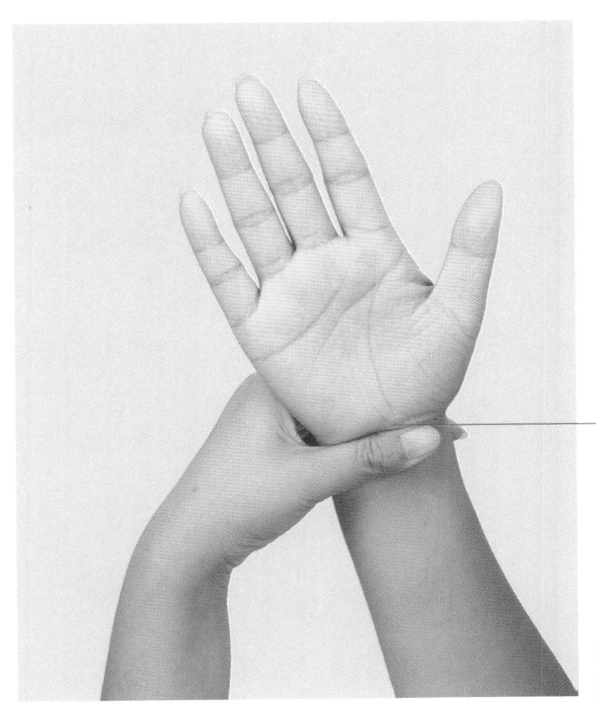

双手掌根部腕横纹中点处

找到生殖腺反射区，用拇指指腹用力揉按 3~5 分钟

功效 小指与子宫相联系，经常按摩小指有助于增强生殖器官功能，调节内分泌，改善月经不调。

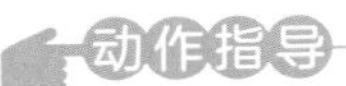

揉按时，着力由小渐大再由大渐小，保持均匀连续。

痛经，特效穴位按摩行气止痛

用拇指按摩合谷穴、阳池穴、劳宫穴、八邪穴，按摩时稍用力，以增强效果。

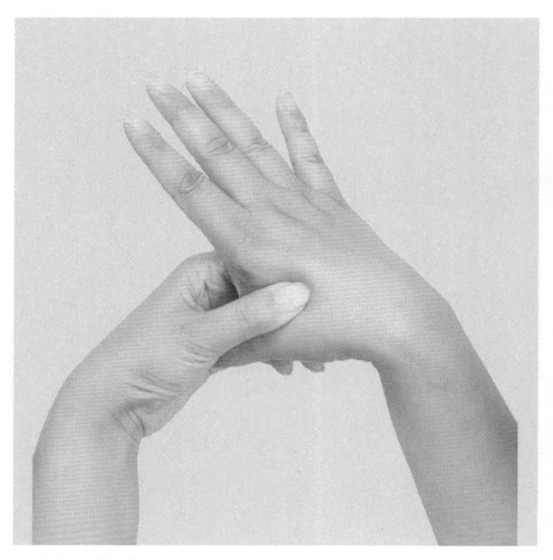
揉按合谷穴

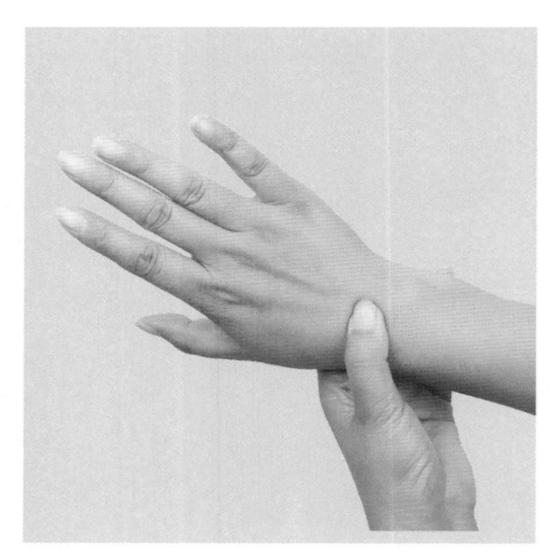
揉按阳池穴

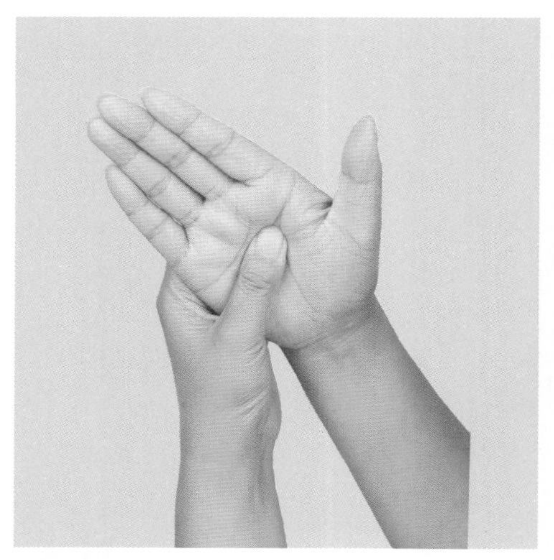
揉按劳宫穴

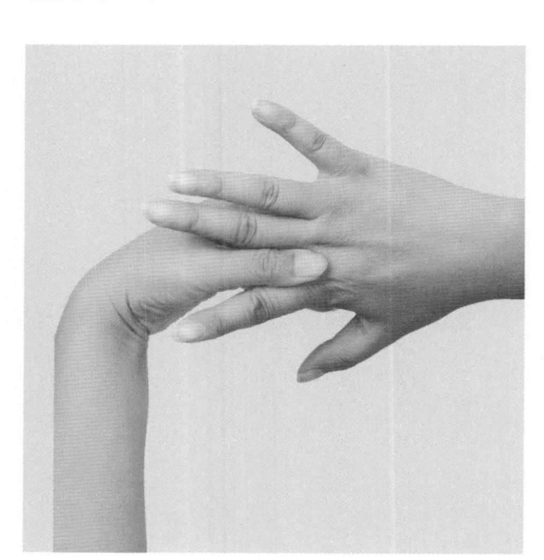
揉按八邪穴

功效 起到活血调经、行气止痛的作用。

动作指导

在月经来前 1 周进行按摩，连续按摩 3 个月能看到比较显著的效果。

呵护好子宫、卵巢“两姐妹”，才有好月经

子宫是月经的“原产地”

可以说，没有子宫就没有月经的产生。经期结束后，在卵巢分泌的雌激素作用下，子宫内膜细胞开始生长。月经周期开始第 5 ~ 9 天时，一层薄薄的内膜覆盖了整个子宫表面，随后逐渐增厚，子宫腺体逐渐增多；第 15 天卵巢排卵，子宫内膜受到孕激素的刺激继续增厚；第 25 天，如果没有受精，雌激素与孕激素的水平就会下降，腺体缩小，子宫内膜逐渐变薄；第 29 天（即下个月经周期第 1 天）子宫内膜失去支持而剥落，表现为月经来潮。

卵巢有规律地工作，才有规律的月经

卵巢功能好是卵巢激素分泌正常的保障，如果卵巢功能过早衰退，就不会产生正常的月经。只有卵巢功能正常，能够正常分泌性激素，而且子宫内膜对性激素可以产生正常的周期反应，才能保证月经每月按时来访。

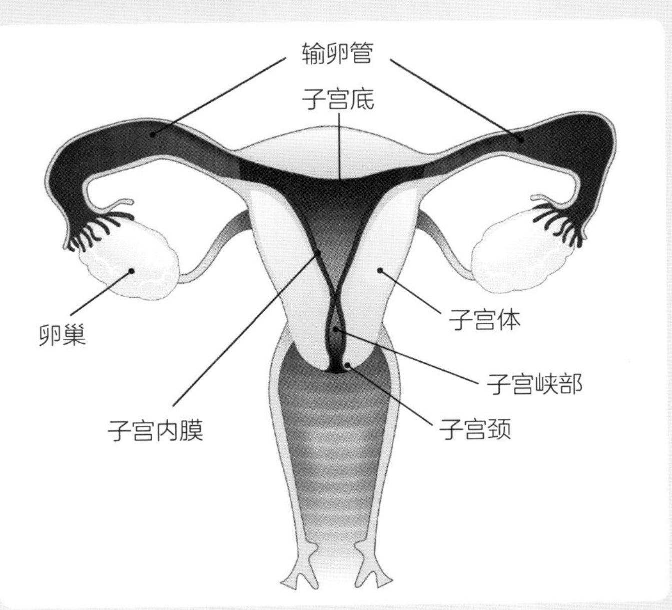

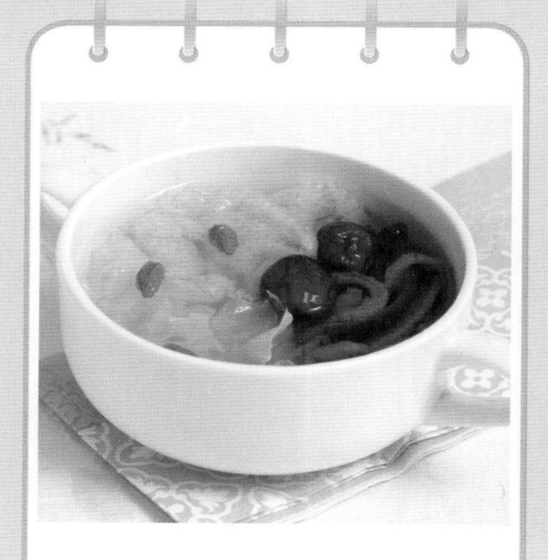

海参竹荪汤

缓解宫寒

材料： 海参50克，红枣、银耳各20克，竹荪、枸杞子各10克。

调料： 盐适量。

做法：

1. 海参、竹荪入清水中泡发洗净，切丝；红枣去核，洗净，浸泡；银耳泡发，去蒂，洗净，撕成小朵。
2. 锅中倒入适量清水，放入银耳、海参丝，大火煮沸后改小火煮约20分钟，加入枸杞子、红枣、竹荪丝煮约10分钟，加盐调味即可。

温馨提示：海参属于温补食材，而且铁元素的含量丰富，女性常喝此汤能滋阴补血，温暖子宫，缓解宫寒等病症。

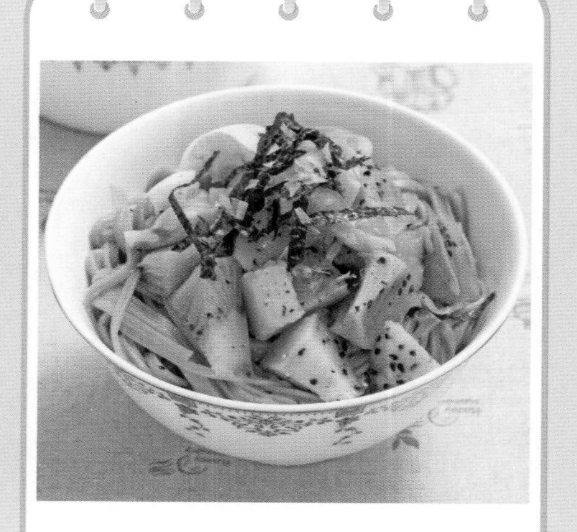

鲜果凉面

延缓卵巢功能衰退

材料： 猕猴桃2个，火龙果1个，芒果半个，白煮蛋1个，荞麦面200克，海苔片、柴鱼各适量。

调料： 柠檬汁、酱油、黑胡椒各适量。

做法：

1. 猕猴桃、火龙果、芒果去皮、切块；海苔片剪成细丝。
2. 将荞麦面条煮熟，入冰水漂凉沥干，装盘备用；白煮蛋捏碎。
3. 将调料放入碗中，拌匀；将水果、白煮蛋与酱料拌匀，淋在面上，再撒上柴鱼、海苔丝、黑胡椒即可。

乳腺增生，按摩肝反射区调节内分泌

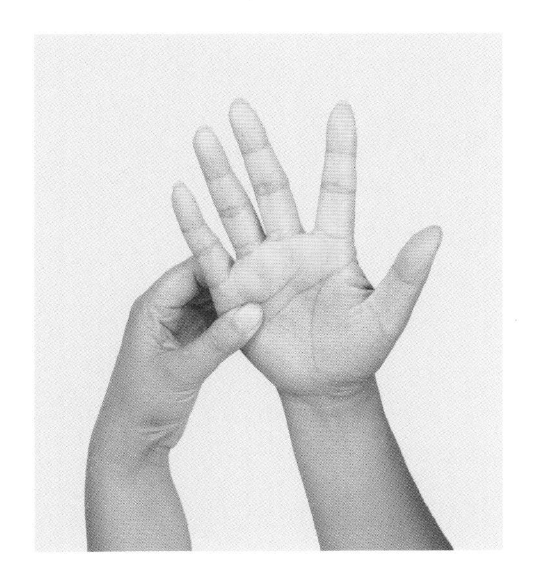

用拇指指腹按摩手掌中的肝反射区 5 分钟

功效 增强肝脏疏泄功能和脾的统血功能，以达到调节内分泌、消除乳房肿块的效果。

更年期综合征，旋转擦掌操清利头目

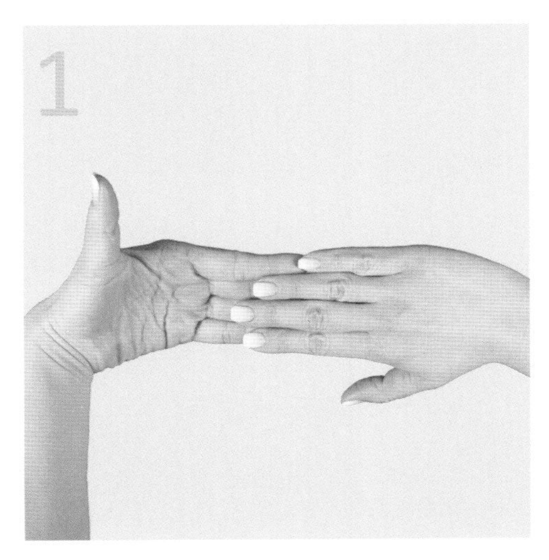

五指并拢，指尖相叠。左手外，右手内，互相内推

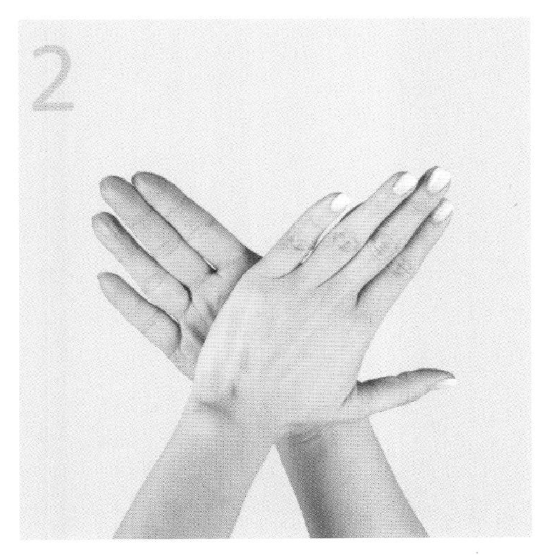

掌心相交，双手旋转交错

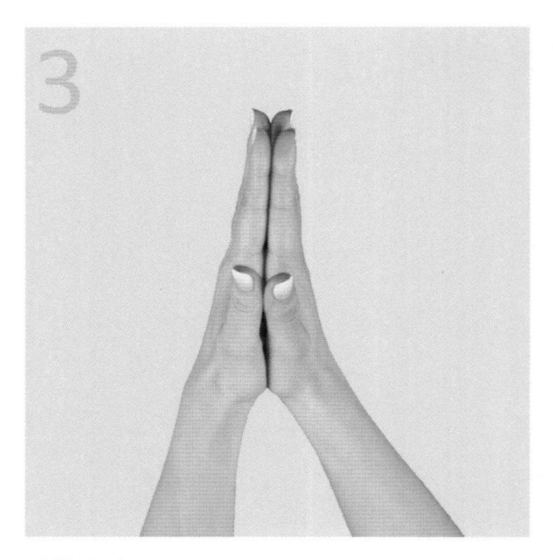

继续旋转至双手合十

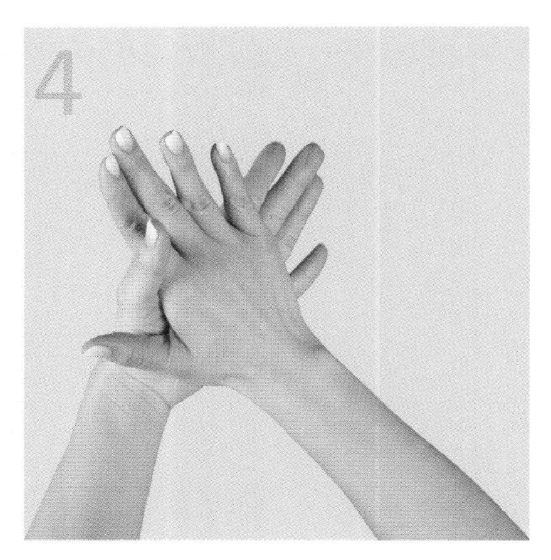

继续旋转至双手错开

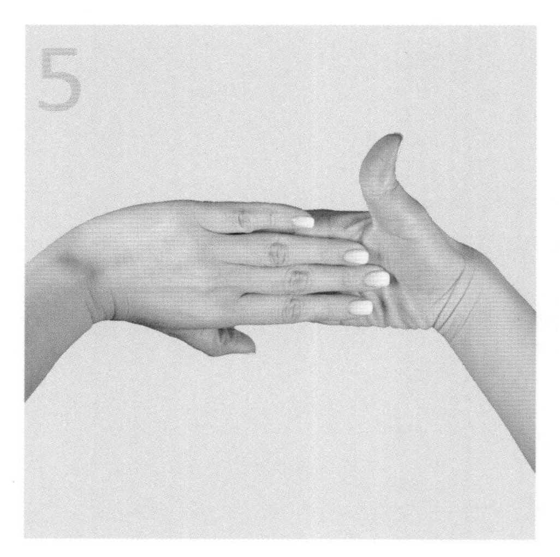

旋至双手掌心和手指相贴。左手内，右手外

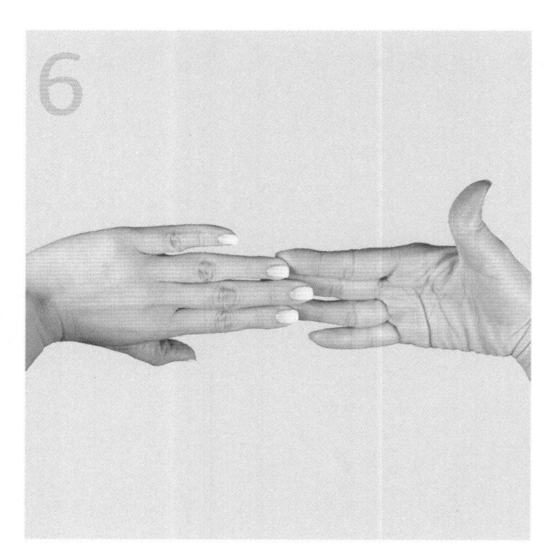

双手外拉至指尖相叠

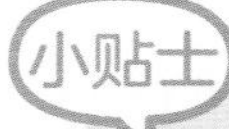

更年期综合征是由于卵巢功能减退，垂体功能亢进，分泌过多的促性腺激素，引起自主神经功能紊乱，从而出现月经变化、面色潮红、心悸、失眠、乏力、抑郁、多虑、情绪不稳定、易激动、注意力难集中等一系列程度不同的症状。

功效 促进血液循环，调节内分泌，静心安神，缓解不良情绪。

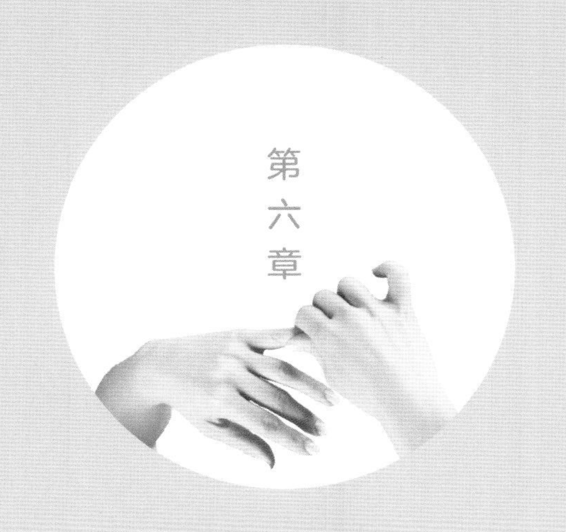

第六章

勤动手养健康
惠及全家老少

保健球手指操，
灵活手指，缓解男人压力

男人常在家中扮演“顶梁柱”的角色，压力不言而喻。闲暇时拿两个保健球在手里转来转去，帮助舒缓精神、放松压力。

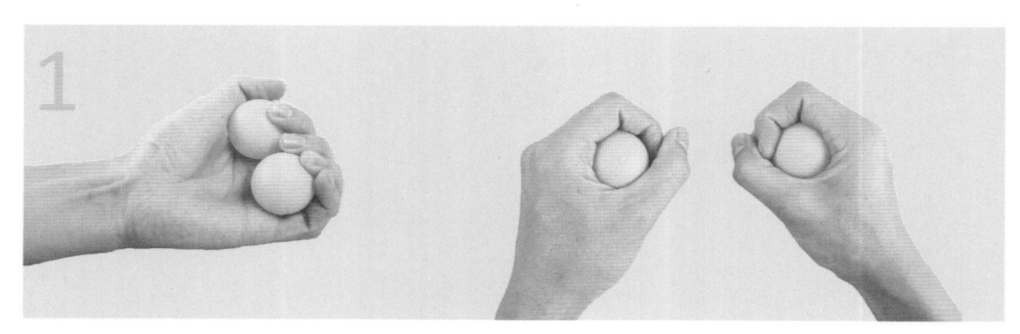

单、双手握球

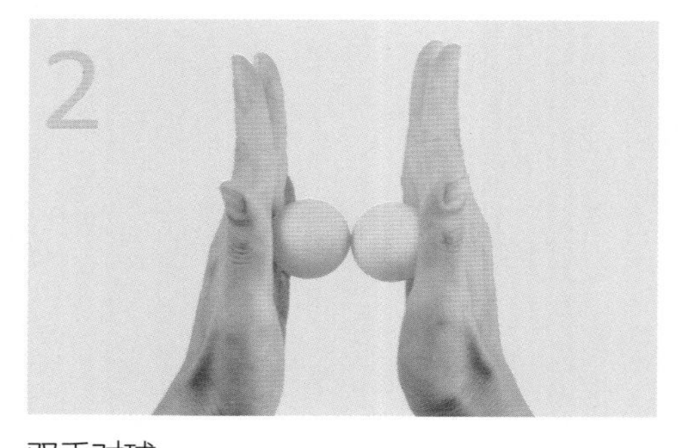

双手对球

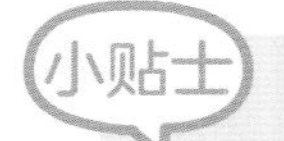

开始练习时，以球不离手不落地为标准，熟练后再加快转球和传球的速度，然后再增加难度双手同时玩球。

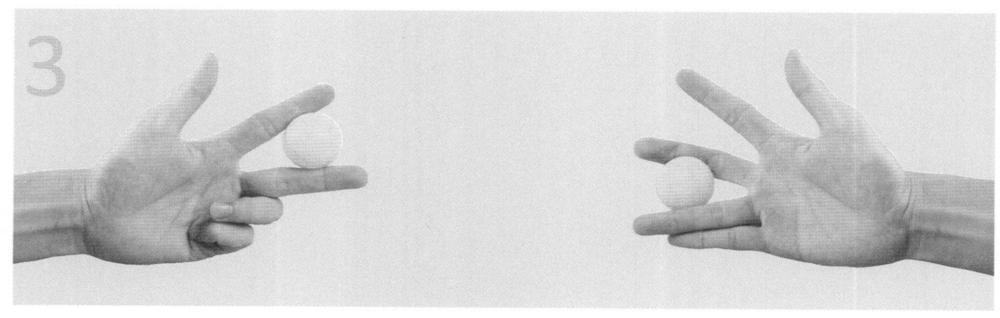

手指传球

纤纤手指操，塑造女人修长美手

扫一扫，看视频

对于女性而言，一双纤细滑嫩的手是气质、素养的体现，也在无形中显示出一个女人幸福的生活状态。手指操最直接的就是锻炼手指，加上日常手部肌肤的呵护，双手自然会变得更加美丽修长。

第 1 组

双手用力握拳，再用力张开，重复动作 30 次。

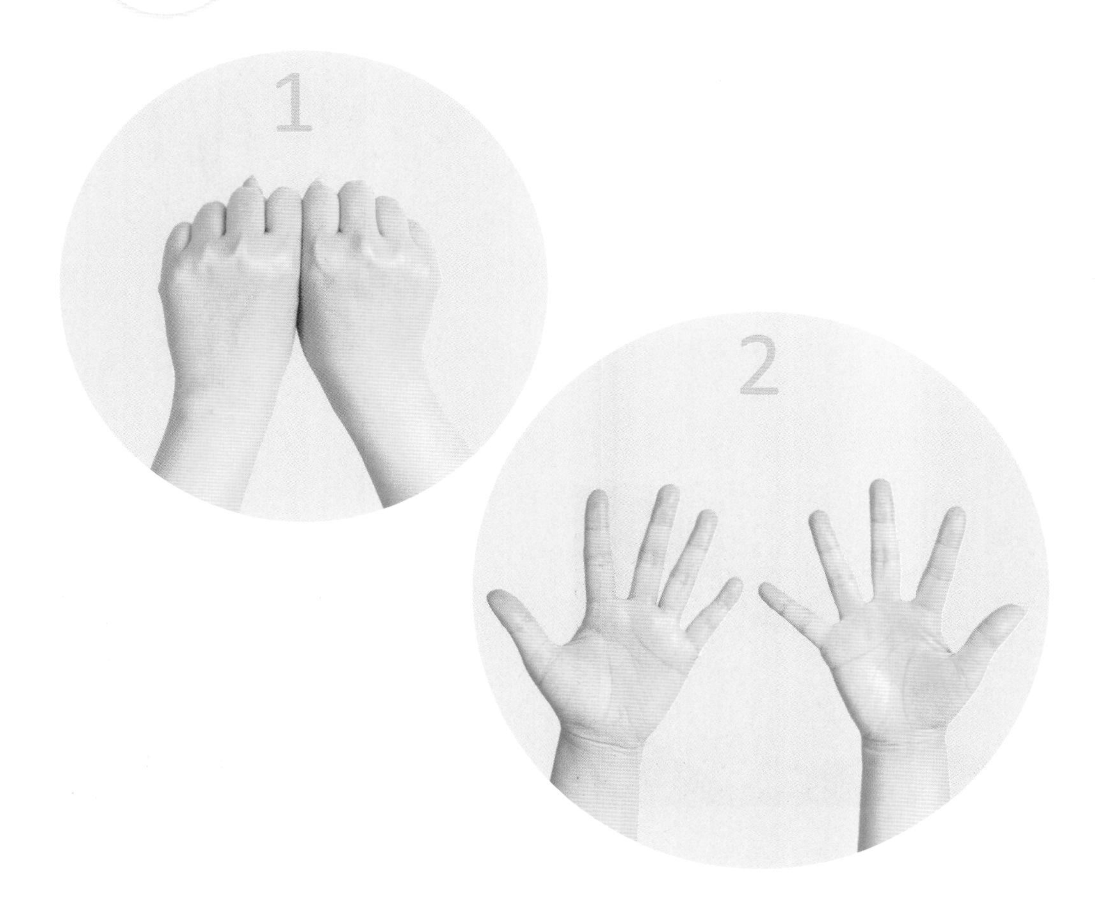

第2组

左手完全握住右手一根手指，从指根向指尖方向拉伸，每根手指拉伸5次。换右手拉伸左手手指重复动作。

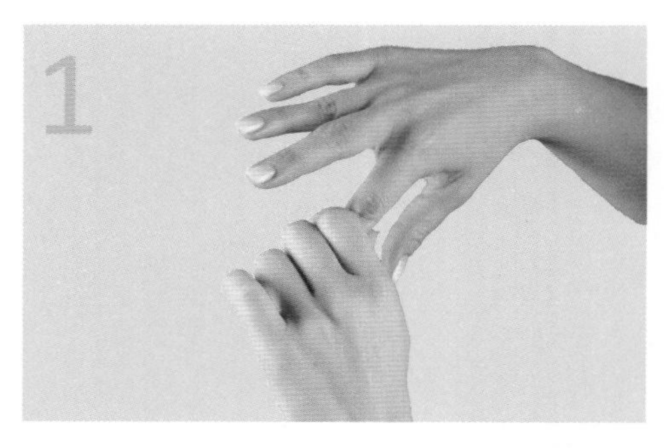

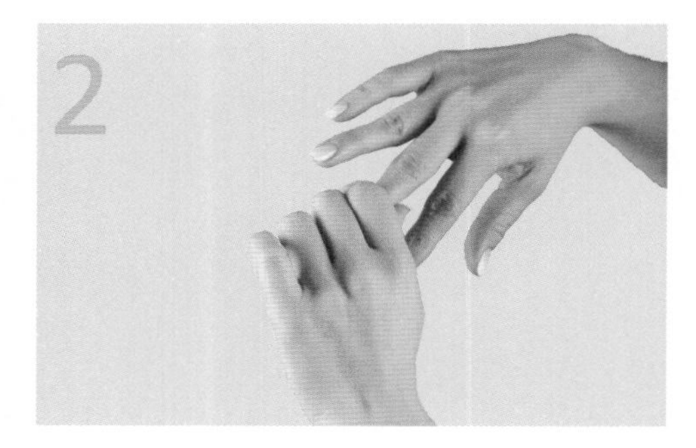

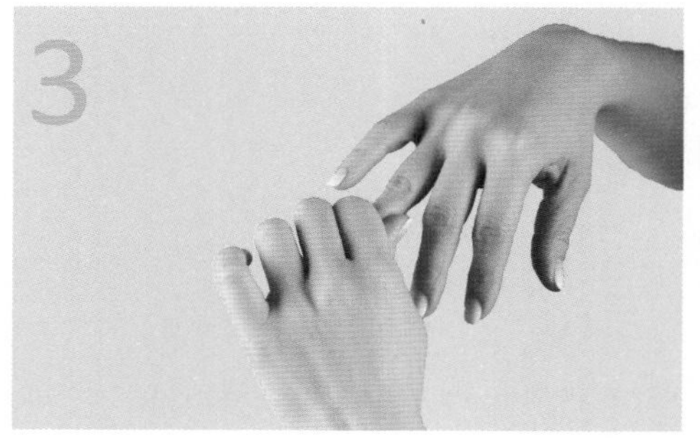

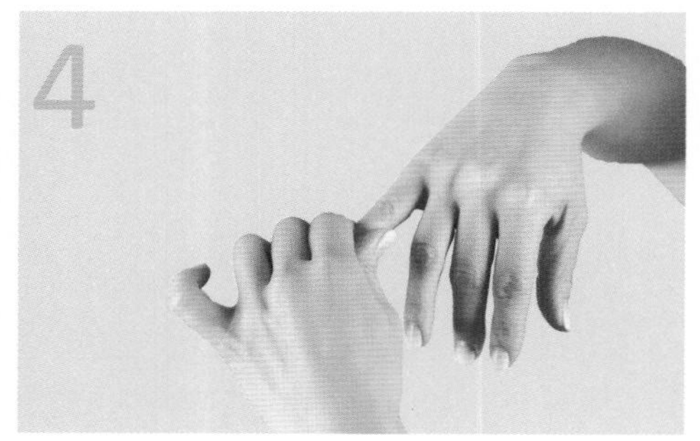

第3组

双手掌心向下平放在桌面上，做弹钢琴的动作，尽量抬高手指。

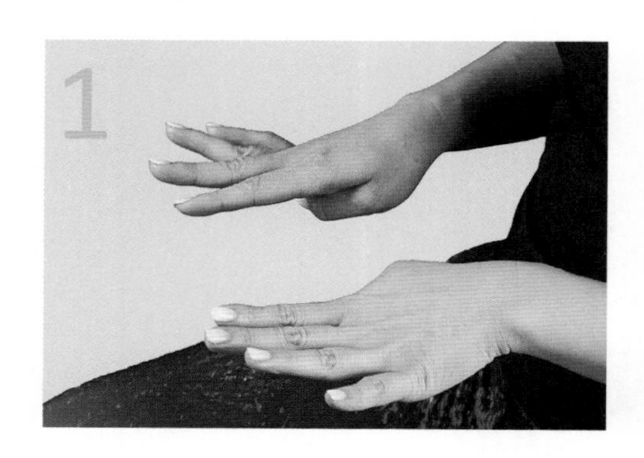

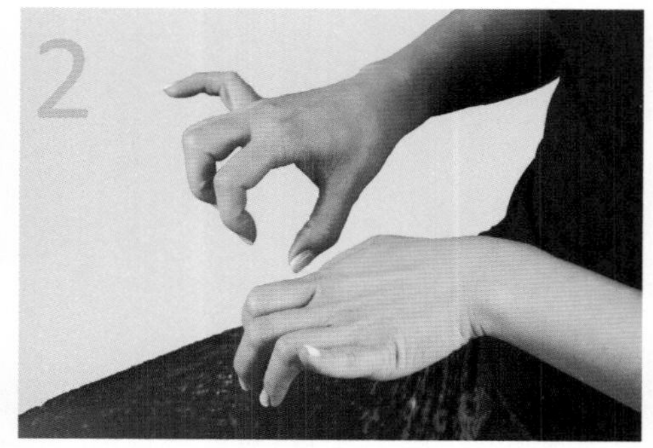

功效 促进手指血液循环，消除手部脂肪，用力伸展动作帮助手指变得修长柔软。

双手摇摆操，帮助老人保持关节年轻

此套动作可以帮助增加肌肉力量，加强关节活动能力，带动全身肌肉，防止肌肉萎缩、痉挛，关节功能正常会让身体更轻盈。

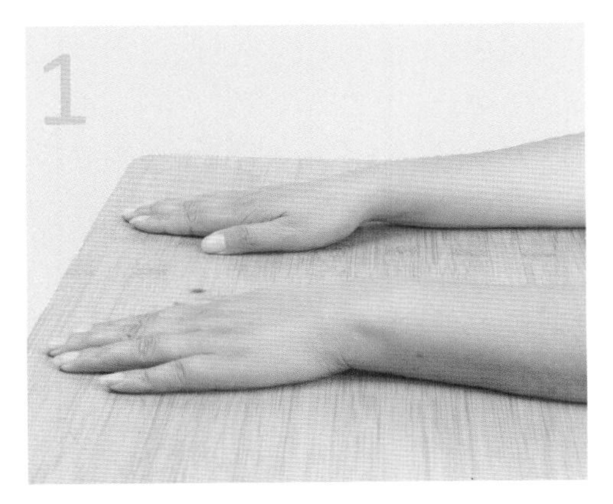

手掌向下，双臂平放在桌面上

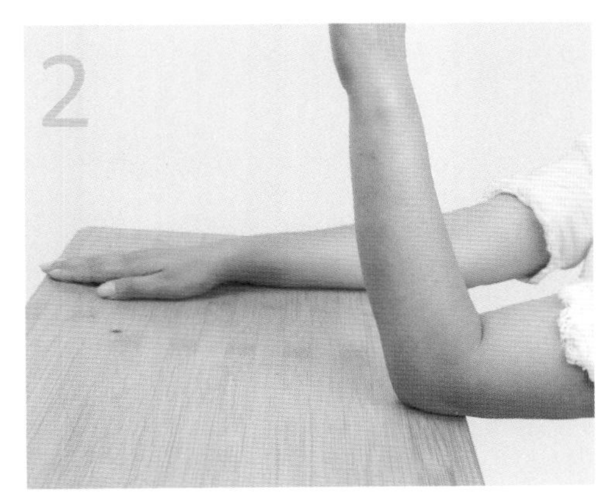

以肘关节为支点向上抬起手臂呈 90°

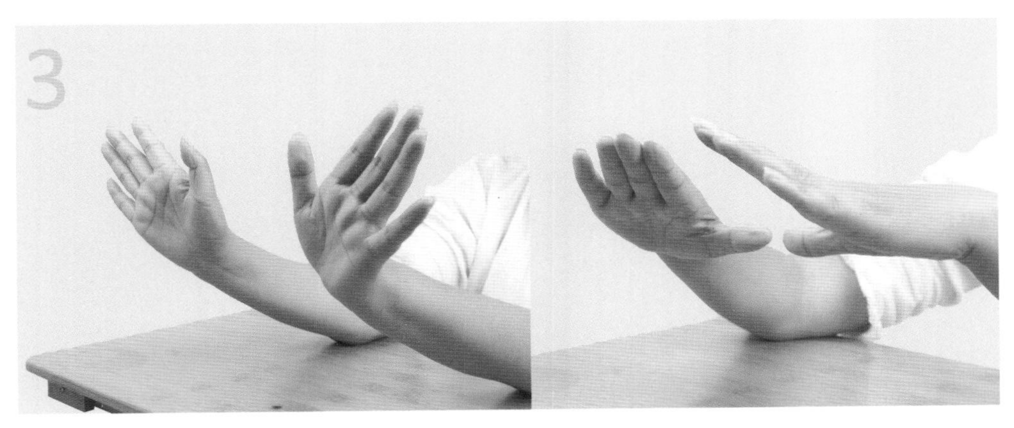

以腕关节为支点，同时左右摆手 15~30 次

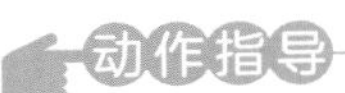

抬起、放下重复 15~30 次，先左手再右手，然后双手同时。

丁老头手指操，增强孩子学习能力

先让孩子熟记“丁老头”的歌谣，然后一边哼唱一边画出形象。

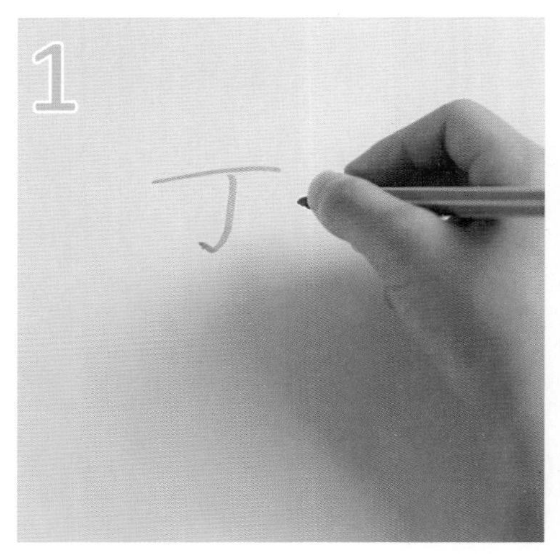

一个丁老头

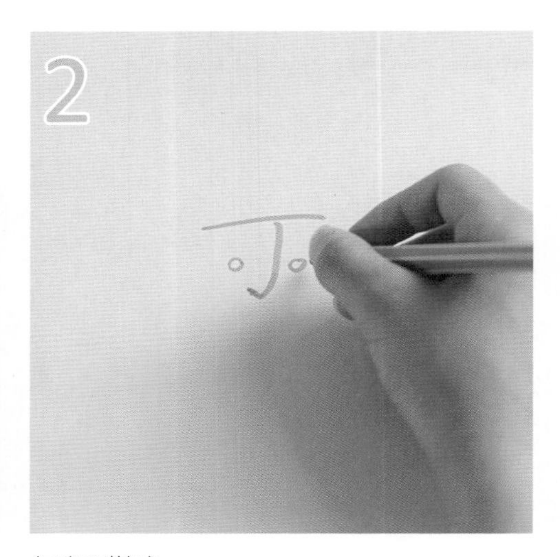

欠我两煤球

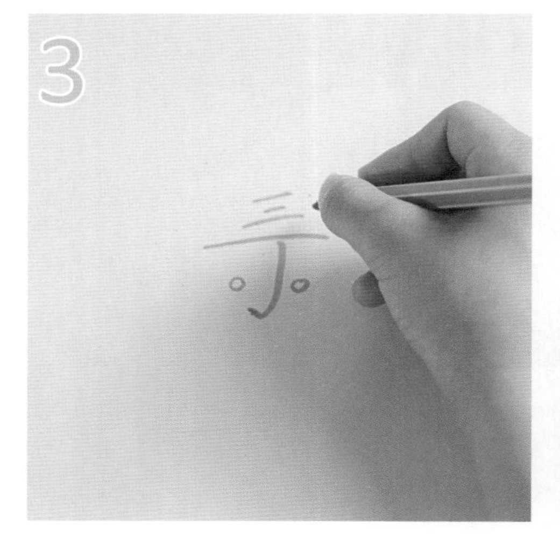

我说三天还

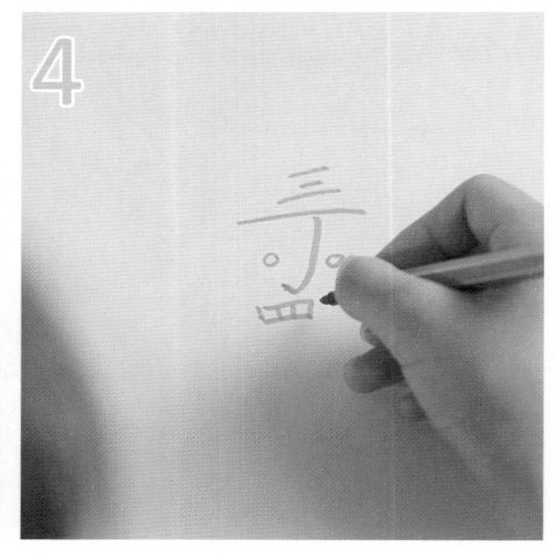

他说四天还

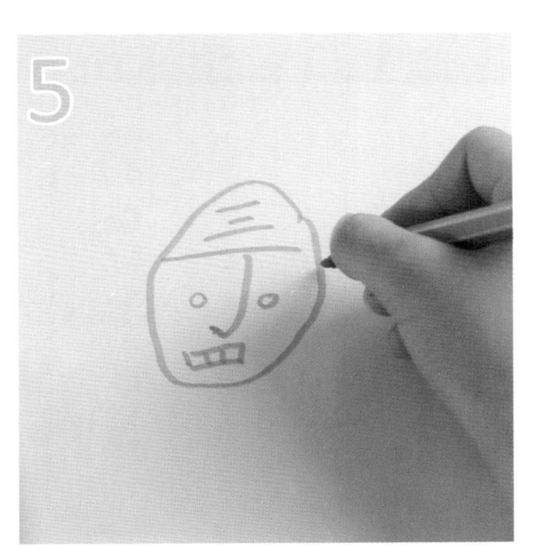

再送我一个咸鸭蛋

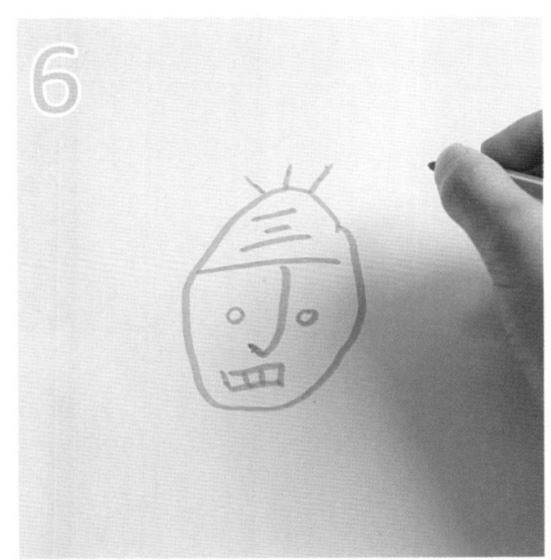

三根韭菜

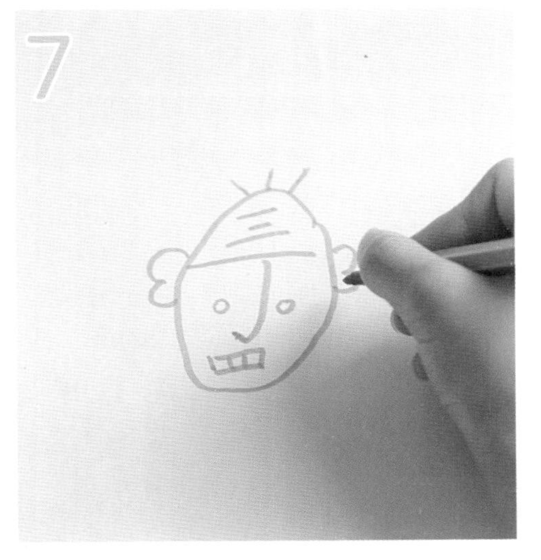

三毛三

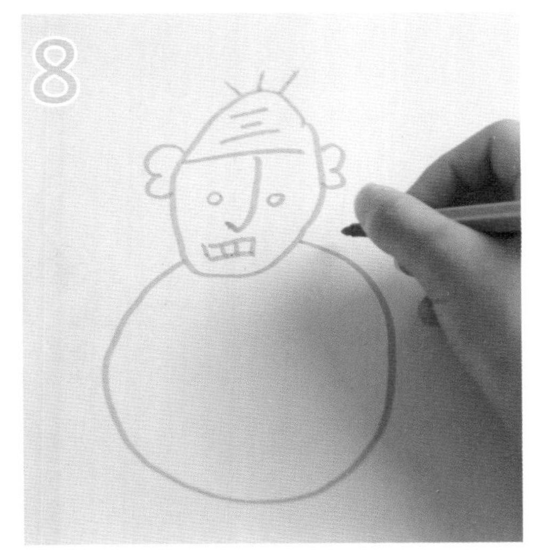

一张烙饼

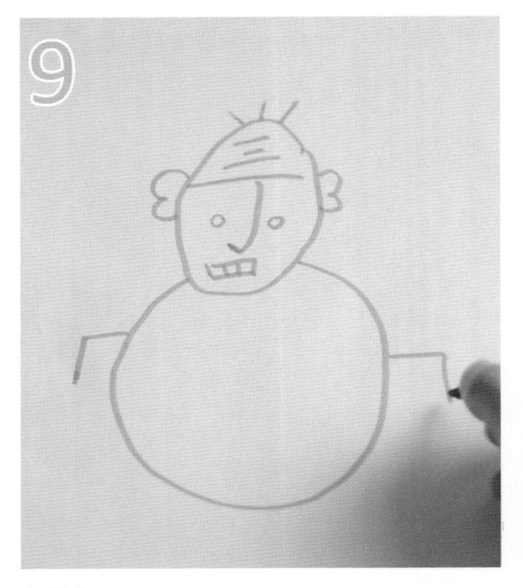

七毛七

一串糖葫芦

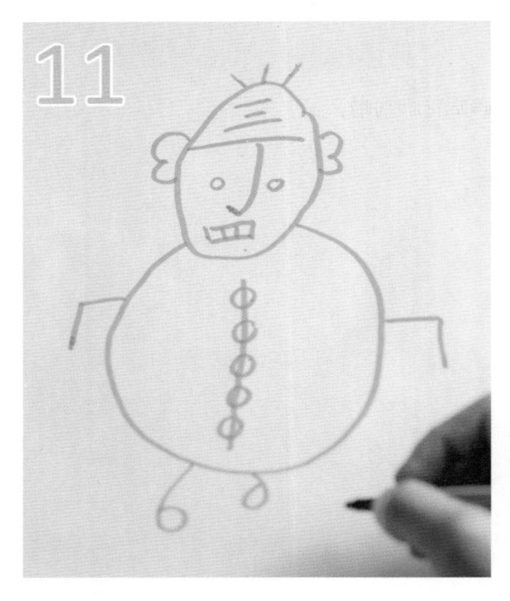

六毛六

动作指导

边唱边画，手脑同时运动，给大脑带来更深一层刺激，有助于智力开发。熟练后可以增加难度，左右手同时画。

月亮爬手指操

这套手指操是以《半个月亮爬上来》为曲调的，可以先参照图片记住动作，然后一边哼唱一边舞动手指。

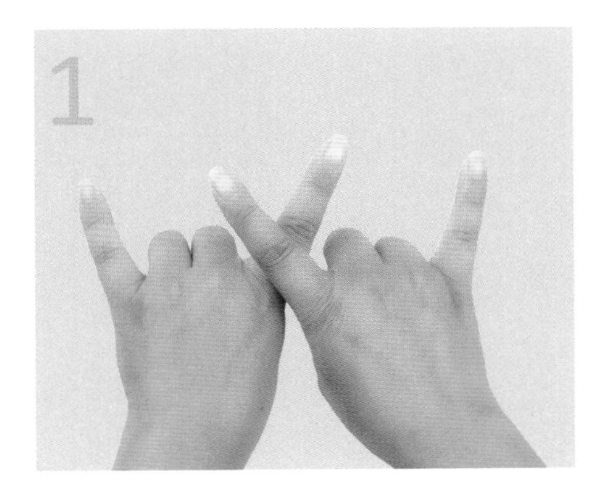

哼唱：半个月亮爬上来
动作：双手轻握拳，伸出食指和小指，右手食指叠放在左手食指上

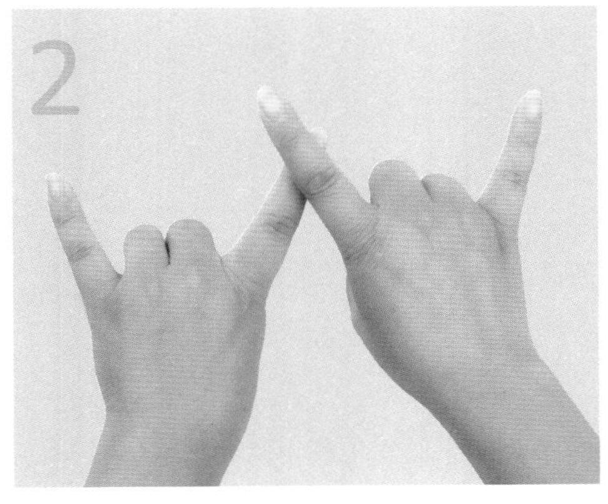

哼唱：咿啦啦，爬上来
动作：右手食指顺着左手食指向上滑动

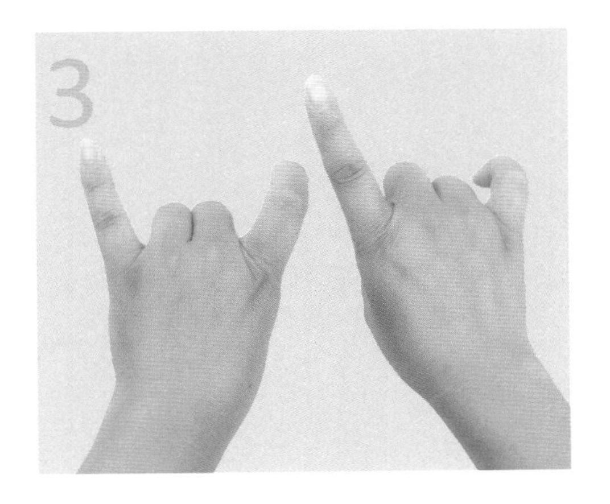

哼唱：照着我的姑娘梳妆台
动作：继续滑动至双手食指分开

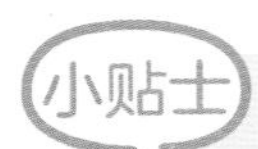

做手指操时放松肩膀和手臂，让手指随着自己哼唱的节奏自然摆动。此套动作不局限于这几句歌词，可以通过重复动作哼唱完整曲调。

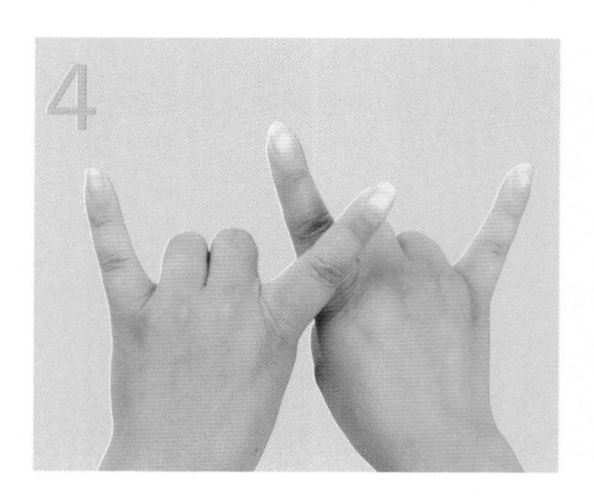

哼唱：咿啦啦，梳妆台，半个月亮爬上来
动作：左手食指叠放在右手食指上，然后顺势上滑

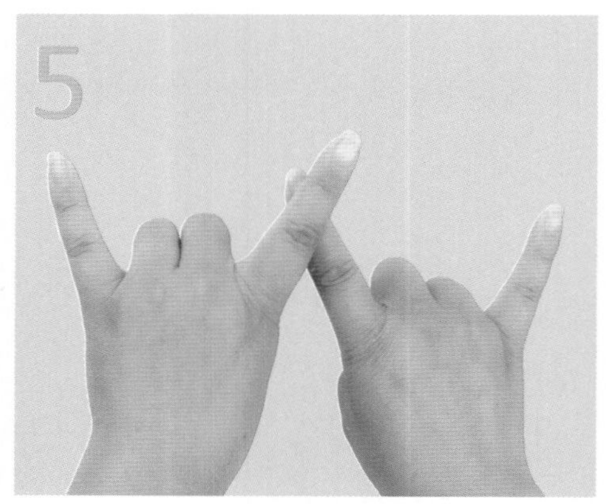

哼唱：咿啦啦，爬上来，请你把那纱窗快打开
动作：继续向指尖方向滑动

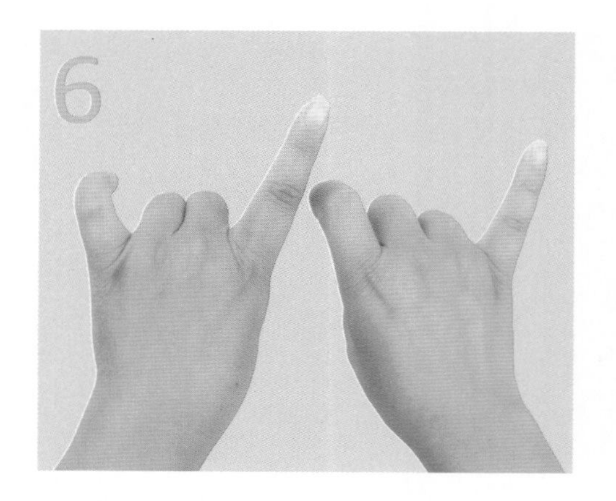

哼唱：咿啦啦，快打开，咿啦啦，快打开
动作：双指分开，右手食指弯曲一下

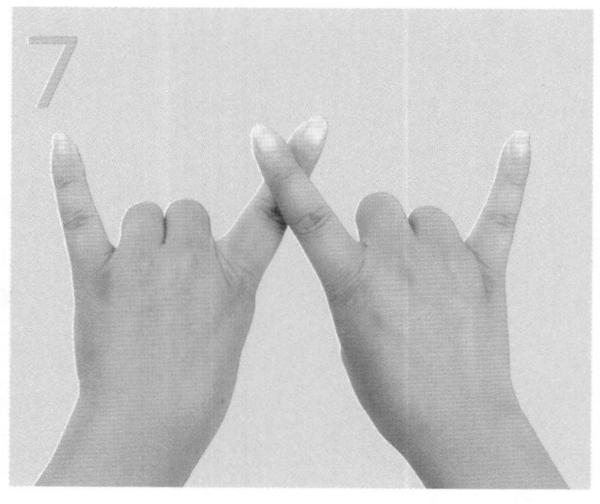

哼唱：再把你那玫瑰摘一朵，轻轻的扔下来
动作：右手食指伸直，叠放在左手食指上

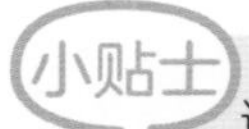

这是由作曲家王洛宾根据西北地区民间音调创作的一首歌曲，曲调优美，意境深远，因易于学唱而流传全国。